AF536252

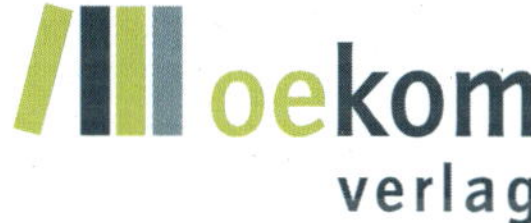
oekom
verlag

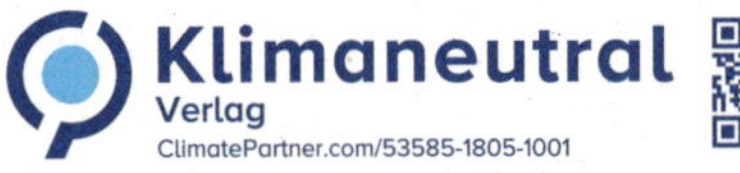

Selbstverpflichtung zum nachhaltigen Publizieren
Nicht nur publizistisch, sondern auch als Unternehmen setzt sich der oekom verlag konsequent für Nachhaltigkeit ein. Bei Ausstattung und Produktion der Publikationen orientieren wir uns an höchsten ökologischen Kriterien. Dieses Buch wurde auf 100 Prozent Recyclingpapier, zertifiziert mit dem FSC®-Siegel und dem Blauen Engel (RAL-UZ 14), gedruckt. Auch für den Karton des Umschlags wurde ein Papier aus 100 Prozent Recyclingmaterial, das FSC®-ausgezeichnet ist, gewählt. Alle durch diese Publikation verursachten CO_2-Emissionen werden durch Investitionen in ein Gold-Standard-Projekt kompensiert. Die Mehrkosten hierfür trägt der Verlag. Mehr Informationen finden Sie hinten im Buch und unter:
www.oekom.de/allgemeine-verlagsinformationen/nachhaltiger-verlag.html

Bibliografische Information der Deutschen Nationalbibliothek:
Die Deutsche Nationalbibliothek verzeichnet diese Publikation in der Deutschen Nationalbibliografie; detaillierte bibliografische Daten sind im Internet über http://dnb.d-nb.de abrufbar.

Gesellschaft für ökologische Kommunikation mbH,
Waltherstraße 29, 80337 München
in Kooperation mit dem Verlag Systemische Medizin AG, Bad Kötzting

Umschlaggestaltung und Layout: Jorge Schmidt
Lektorat: Petra Zimmermann
Korrektur: Maike Specht, Berlin
Satz: Ines Swoboda, oekom verlag

Druck: Friedrich Pustet GmbH & Co. KG, Regensburg

ISBN 978-3-96238-128-8

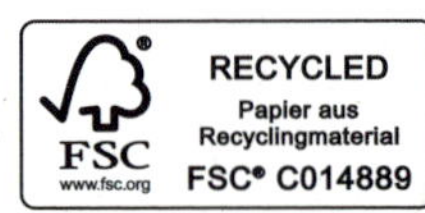

Johannes Bernot
Andrea Hellwig-Lenzen
Claudia Nichterl

Kopfschmerzen und Migräne

Gesund leben mit Chinesischer Medizin

Band 5 der Reihe

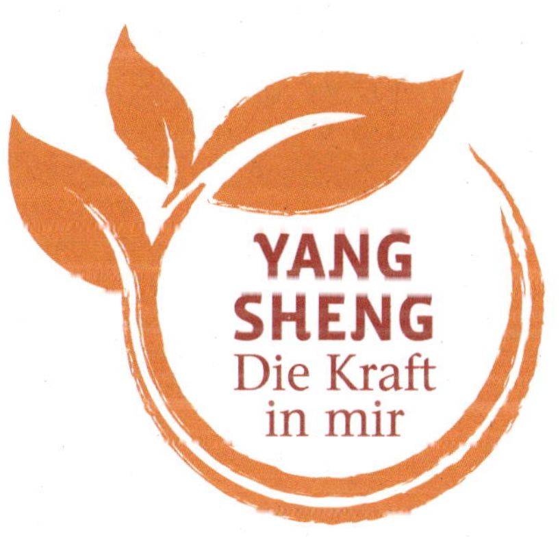

Unter Mitarbeit von
Christiane Tetling und Helmut Schramm

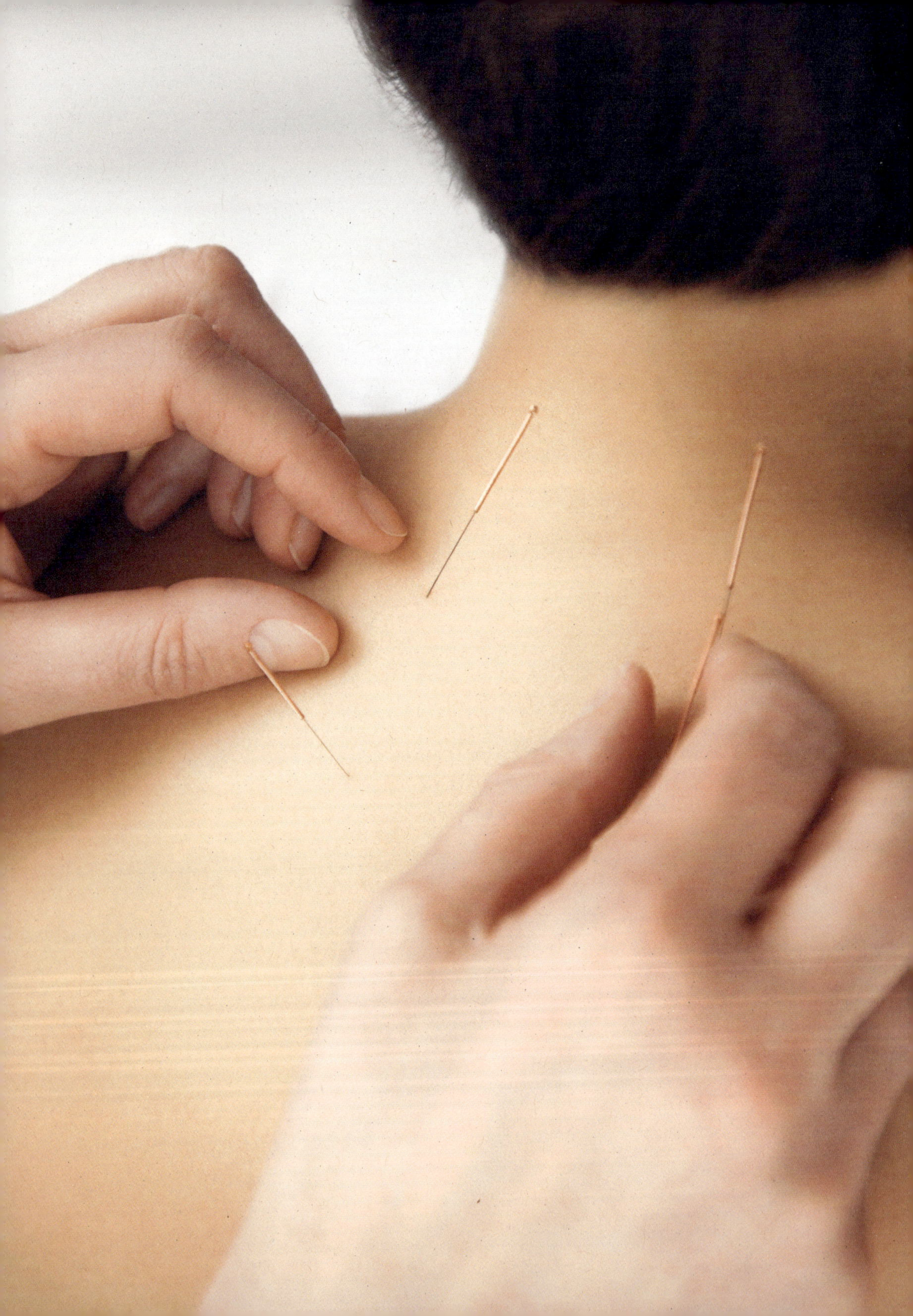

基础

Die Grundlagen des Yang Sheng

Yang Sheng hat die Prävention von Krankheiten zum Ziel und stellt ein wichtiges Prinzip innerhalb der Chinesischen Medizin dar. Neben einer Behandlung von Kopfschmerzen und Migräne durch einen ausgebildeten Therapeuten kennt die Chinesische Medizin viele Mittel und Wege, um selbst etwas gegen die akuten Beschwerden zu tun. Zudem bietet sie Methoden zur Vorbeugung, mit denen die Symptome weitgehend vermieden werden können.

Ganzheitliche Betrachtung des Menschen

Die Chinesische Medizin beruht auf einer Weltanschauung, in der das Universum als ein Ganzes verstanden wird, als ein Makrokosmos, der in einem kontinuierlichen und zyklischen Prozess aus Entfaltung und Wandlung besteht. Alles ist miteinander verbunden, alles bedingt sich gegenseitig. Der Mensch ist Teil dieser Gesamtheit und stellt gleichzeitig das Abbild des Universums im Kleinen dar. Er kann nicht unabhängig von seiner Umwelt betrachtet werden.

Ein Symptom wird daher immer als Teil einer Gesamtheit betrachtet. Die Chinesische Medizin versucht zu verstehen, wie sich das Symptom in das »Gesamtsystem Mensch« einfügt. Es zeigt sich immer im Gesamtgefüge der körperlichen, geistigen und seelischen Ebenen des Menschen und ist Ausdruck seiner individuellen Situation.

Der chinesische Arzt richtet daher seine Aufmerksamkeit auf das gesamte Individuum. Er fasst alle relevanten Informationen – Symptome, Charakteristika und Lebensumstände des Patienten – zu einem Gesamtmuster zusammen. Aus diesen Informationen ergibt sich ein Muster der »Disharmonie«, das ein Ungleichgewicht in der gesamten Person des Patienten auf allen drei Ebenen beschreibt.

Um das Disharmoniemuster zu ermitteln, wendet der chinesische Arzt ein differenziertes Vorgehen aus Gespräch, Befragung, Beobachtung und Abtasten an. Mit Methoden wie der Puls- und Zungendiagnostik können bereits früh gesundheitliche Ungleichgewichte festgestellt werden – noch bevor sich diese in einer bestimmten Erkrankung manifestieren. Auf dieser Grundlage kann der Arzt dem Patienten Empfehlungen geben und die Aufmerksamkeit beispielsweise auf die Art und Weise der Ernährung, des Trinkens, Denkens und Schlafens lenken.

Mithilfe der Informationen in diesem Buch und ein wenig Selbstbeobachtung werden Sie in der Lage sein zu beurteilen,

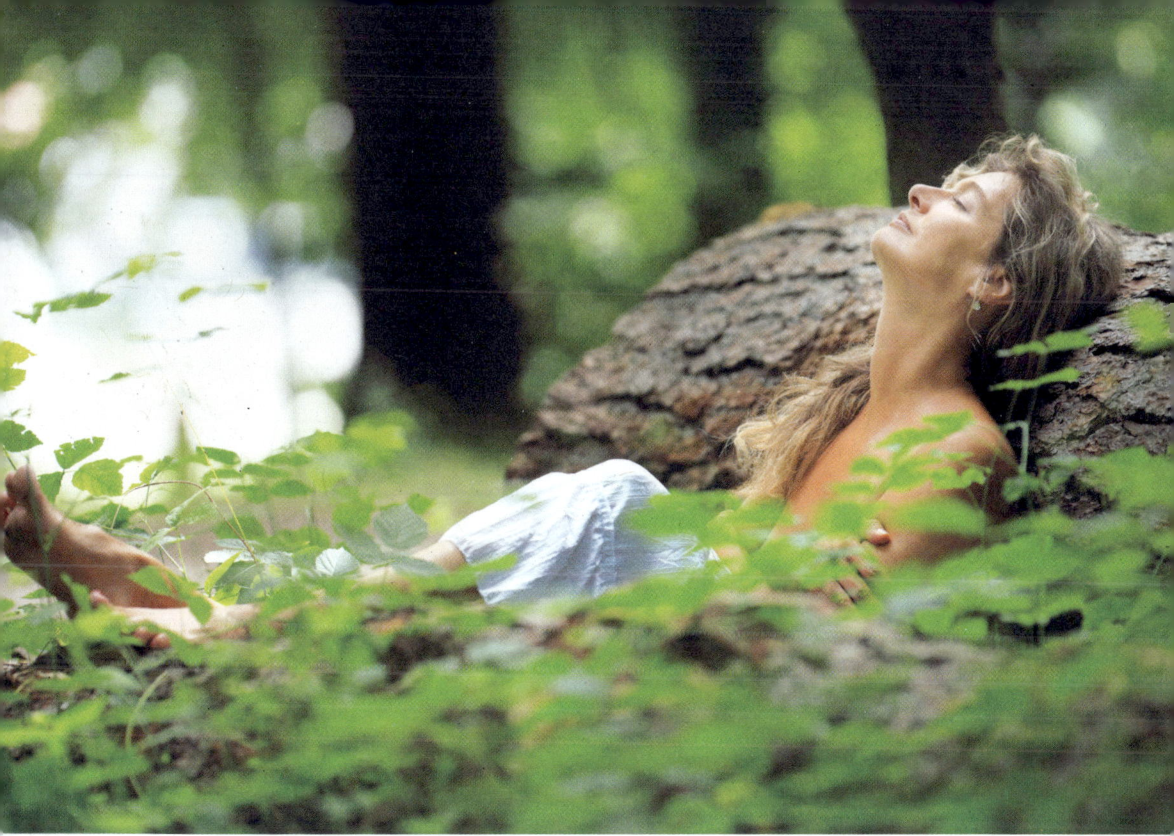

welche Faktoren aus Sicht der Chinesischen Medizin zu Kopfschmerzen oder Migräne geführt haben. Es vermittelt Ihnen zudem mögliche Selbstbehandlungsmaßnahmen, mit denen Sie akute Beschwerden lindern und in bestimmten Fällen auch beseitigen können. Wichtig ist in diesem Zusammenhang auch die Vorsorge vor zukünftigen Kopfschmerz- und Migräne-Attacken.

Dieses Buch ersetzt im Erkrankungsfall nicht die Behandlung durch einen schulmedizinischen Arzt oder das Aufsuchen eines qualifizierten Therapeuten der Chinesischen Medizin.

Yang Sheng

Einen wichtigen Teil der Chinesischen Medizin bilden die verschiedenen Methoden zur Gesunderhaltung des Menschen. Der Patient wird vom Arzt angeleitet, schwächende und auf Dauer krank machende Verhaltensweisen und Einflüsse zu vermeiden. Dieser präventive Charakter ist einer der großen Schätze der Chinesischen Medizin.

Die Art und Weise, wie wir unser Leben gestalten, liegt in unserem eigenen Verantwortungsbereich. Unser Lebensstil beeinflusst unsere Gesundheit, aber auch die Entwicklung von Krankheiten. Diese Selbstverantwortung ist ein wichtiger Bestandteil der Chinesischen Medizin und findet sich wieder im Konzept des *Yang Sheng*.

Yang Sheng kann mit »Gesundheitsförderung und Lebenspflege« oder »wie wir das Leben nähren« übersetzt werden. Es beinhaltet Methoden zur Verbesserung der Gesundheit und des seelischen Gleichgewichts – und damit Methoden zur Vermeidung von Krankheiten.

Yang Sheng entstammt der philosophischen Denktradition des Daoismus, der die chinesische Kultur und auch die Medizin maßgeblich geprägt hat. Der Daoismus hat sich intensiv mit Methoden zur Lebensverlängerung beschäftigt und leitet daraus ein System an praktischen Anweisungen zur Lebenspflege ab. Dabei werden »innere« und »äußere« Methoden unterschieden. Die »inneren Methoden« fördern die innere Ruhe und das seelische Gleichgewicht und schützen vor krank machenden Einflüssen. Dies sind beispielsweise Meditation oder die Bewegungskünste Taijiquan oder Qigong. Achtsamkeit hinsichtlich natürlicher und gesunder Ernährung oder der Einnahme von natürlichen Arzneien kultivieren dagegen die »äußeren Methoden« zur Gesunderhaltung. *Yang Sheng* bildet heute ein umfassendes und differenziertes Konzept zur Krankheitsprävention, das mittlerweile die Basis vieler moderner Lebensstilprogramme darstellt.

Yang Sheng ist das Leitmotiv dieser Ratgeberreihe. Wir laden Sie ein, die Methoden des *Yang Sheng* auszuprobieren und in Ihren Alltag zu integrieren. Wenn Ihnen dies gelingt, wird diese Lebenseinstellung Ihre Gesundheit positiv beeinflussen und Ihnen dabei helfen, Ihre Beschwerden zu lindern oder im besten Fall zu beseitigen.

Die theoretischen Grundlagen und Begriffe der Chinesischen Medizin sind für unser westliches Verständnis zunächst etwas fremd. Aber Sie werden feststellen, dass das chinesische Denken sehr logisch und in sich stimmig ist. Die Umsetzung der Maßnahmen lässt sich einfach und gut in Ihren Alltag integrieren.

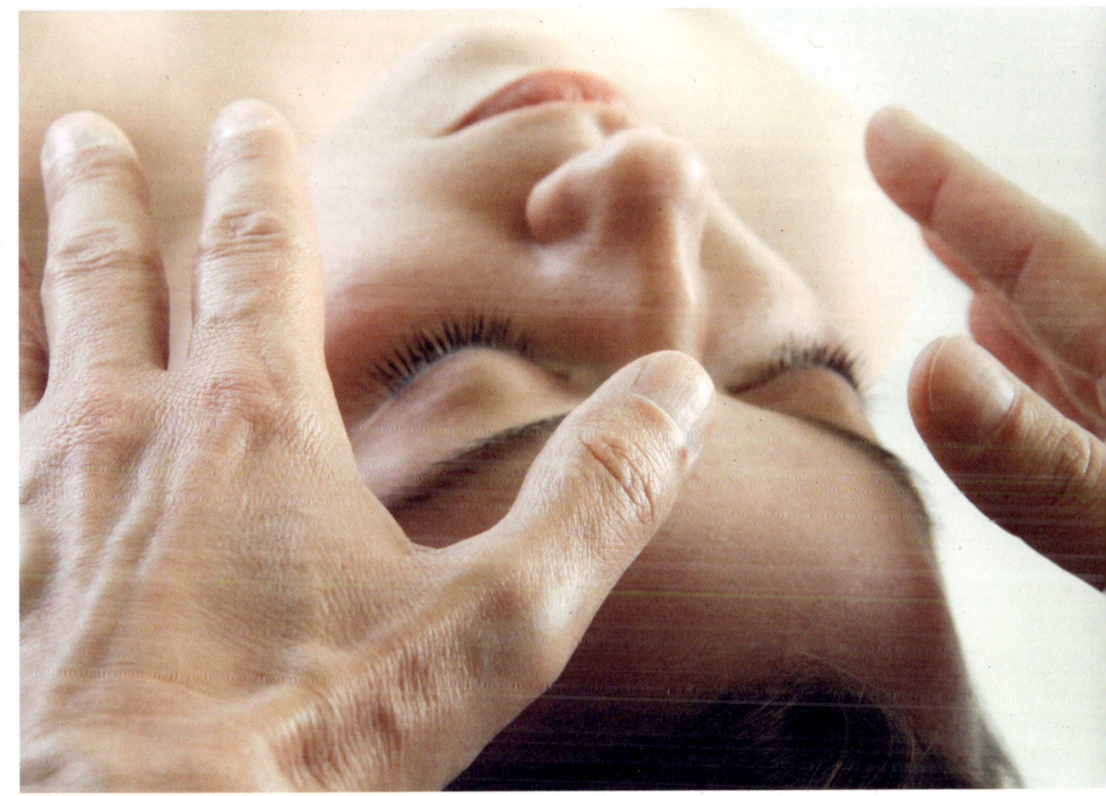

Die fünf Säulen der Chinesischen Medizin

Die Chinesische Medizin stellt heute neben der ayurvedischen Medizin das wohl älteste Medizinsystem weltweit dar. Ihre Wurzeln können bis ins dritte vorchristliche Jahrtausend zurückverfolgt werden. Im Mittelalter breitete sie sich bis nach Persien aus und erreichte im 17. und 18. Jahrhundert Europa, hier insbesondere Frankreich. Laut der World Health Organization (WHO) waren die Methoden der Chinesischen Medizin zum Ende des 20. Jahrhunderts die weltweit am meisten verwendeten Formen medizinischer Praxis.

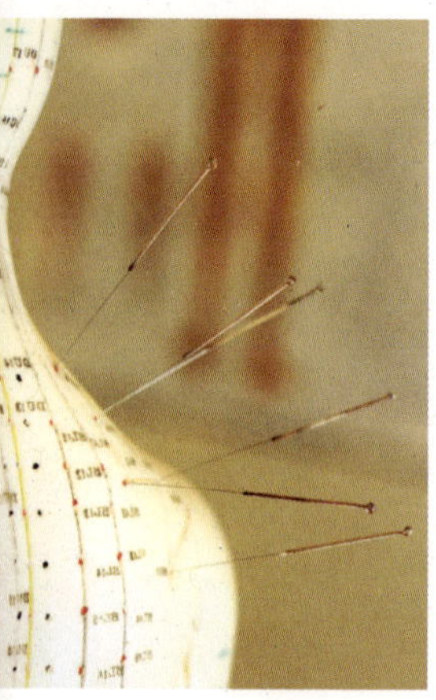

Mit Nadeln heilen

Hier im Westen wird mit der Chinesischen Medizin hauptsächlich die Akupunktur in Verbindung gebracht. Die Chinesische Medizin hat aber weitaus mehr zu bieten. Sie verfügt über fünf Methoden der Behandlung, die auch als die »fünf Säulen« der Chinesischen Medizin bezeichnet werden. Diese sind:

- Akupunktur,
- Arzneimitteltherapie,
- Ernährungstherapie,
- Bewegungstherapie (Qigong, Taijiquan),
- Massage bzw. manuelle Therapie (Tuina).

Akupunktur

Bei der Akupunktur werden Akupunkturpunkte mit Nadeln stimuliert. Durch Einstiche mit feinen Nadeln an genau festgelegten Punkten der Haut werden die Selbstheilungskräfte des Körpers angeregt, um ein bestehendes Ungleichgewicht zu regulieren. Die Akupunkturpunkte sind auf energetischen Leitbahnen angeordnet, die wie ein Netzwerk den gesamten Körper durchziehen. Neben der Verwendung von Nadeln können Akupunkturpunkte auch durch Wärme (Moxibustion), Ultraschall, Strom (Elektroakupunktur), Laserstrahlen oder durch Fingerdruck (Akupressur) stimuliert werden. Für die Selbstbehandlung ist nur die letztgenannte Methode geeignet.

Arzneimitteltherapie

Die chinesische Arzneimitteltherapie ist die älteste und wichtigste Therapie der Chinesischen Medizin. In China gilt sie als das Herzstück der Chinesischen Medizin. Es kommen überwiegend pflanzliche Substanzen (Wurzeln, Rinden, Stängel, Blüten, Samen/Früchte und Blätter), daneben auch Mineralien und in seltenen Fällen auch tierische Bestandteile zur Anwendung. Die Arzneimittel werden nach bestimmten Prinzipien und Regeln zu einer Rezeptur zusammengestellt, die auf die individuelle Situation des Patienten abgestimmt ist. Da es sich um ein komplexes System handelt und die Substanzen teilweise starke pharmakologische Wirkungen haben, ist die chinesische Arzneimitteltherapie ausschließlich fachlich ausgebildeten Ärzten und Heilpraktikern vorbehalten. Der Einsatz von Küchen- und Teekräutern kann auch in Selbstanwendung erfolgen. Tipps dazu finden Sie ab Seite 99.

Ernährungstherapie – chinesische Diätetik

Die chinesische Ernährungstherapie ist eine weitere wichtige Methode in der Chinesischen Medizin. Sie ist auch als Fünf-Elemente-Ernährung oder chinesische Diätetik bekannt und eignet sich sehr gut zur Selbstanwendung und -therapie. Lebensmittel weisen wie Arzneimittel bestimmte Wirkungen auf, die wir therapeutisch nutzen können. Näheres über die Theorie der chinesischen Diätetik sowie zahlreiche Rezepte finden Sie ab Seite 71.

Die Grundprinzipien der Fünf-Elemente-Ernährung stellen wir Ihnen auch ausführlich im Grundlagenband unserer Ratgeberreihe »Gesund leben mit Chinesischer Medizin« vor.

Bewegungstherapie (Qigong und Taijiquan)

Qigong und Taijiquan beinhalten vielfältige Bewegungsübungen, die Körper, Atmung und Geist regulieren und stärken, die Lebensenergie *Qi* und das Blut aktivieren und die Leitbahnen durchgängig machen. Hierbei werden verschiedene Körperhaltungen und

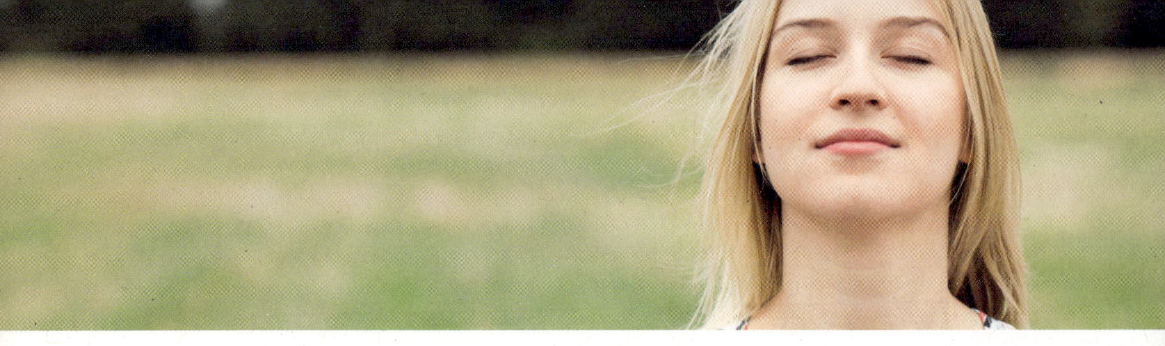

Bewegungen eingesetzt sowie Atem- und Konzentrationsübungen durchgeführt. Meditation, Medizin und Kampfkunst gehen in diesen Bewegungslehren eine enge Verbindung ein. Mehr zu Theorie und Praxis des Qigong finden Sie ab Seite 111.

Tuina-Massage

Die chinesische Form der Massage, Tuina, ist eine Mischung aus Chiropraktik, Akupressur und weiteren manualtherapeutischen Methoden. Die Chinesische Medizin kennt viele wirksame Massagetechniken, die von entsprechend ausgebildeten Therapeuten angewendet werden, aber auch zur Selbstanwendung geeignet sind. Grundlage aller Techniken ist die Arbeit mit dem Leitbahnsystem und der Lebensenergie *Qi*: Durch manuelle Einwirkung auf die Leitbahnen und Akupunkturpunkte werden energetische Blockaden gelöst und der *Qi*-Fluss gefördert. Massageanleitungen finden Sie ab Seite 135.

Bei der Behandlung durch einen TCM-Therapeuten bilden in der Regel die Akupunktur und Arzneimitteltherapie die Schwerpunkte. Einige TCM-Therapeuten bieten zudem auch Tuina-Behandlungen an. In der eigenen Gesundheitsvorsorge und in der »Hausmedizin« sind die chinesische Ernährungslehre, die Bewegungstherapien und die Selbstmassage/Akupressur die zentralen Maßnahmen zur Selbstanwendung.

Bei Kopfschmerzen und Migräne ist es ratsam, einen gezielten Ernährungsplan umzusetzen. Hier können auch einfache Teerezepturen aus Kräutern der Chinesischen Medizin angewendet werden. Regelmäßige Bewegungsübungen sowie Selbstmassage und Akupressur sind ebenfalls sinnvoll. Diese können nicht nur vorbeugend wirksam sein, sondern auch akute Beschwerden lindern.

Yin und Yang

In der Chinesischen Medizin wie auch insgesamt in der chinesischen Kultur gehört die Theorie von *Yin* und *Yang* zu den grundlegenden Denkansätzen. *Yin* und *Yang* repräsentieren Phänomene im Kosmos, die einerseits im Gegensatz zueinander stehen, sich gleichzeitig aber auch ergänzen: Sie bilden gegensätzliche Pole auf einem Kontinuum. Diesen Gegensatzpaaren haben die alten Chinesen die Bezeichnungen *Yin* und *Yang* gegeben. *Yin* steht u.a. für Nacht, Dunkelheit, Feuchtigkeit und Kälte; *Yang* u.a. für Tag, Helligkeit, Wärme und Aktivität.

Wichtig ist, dass *Yin* und *Yang* sich gegenseitig beeinflussen, sich gegenseitig hervorbringen und sich gegenseitig verbrauchen. Sie sind zwar gegensätzliche Pole, aber im *Yin* findet sich der Keim des *Yang* und umgekehrt. Dies wird durch das bekannte Taiji-Symbol dargestellt: Der schwarze Teil des Kreises symbolisiert das *Yin* und trägt den Keim des *Yang* in sich (weißer Punkt); der weiße Teil des Kreises symbolisiert das *Yang* und trägt den Keim des *Yin* in sich (schwarzer Punkt).

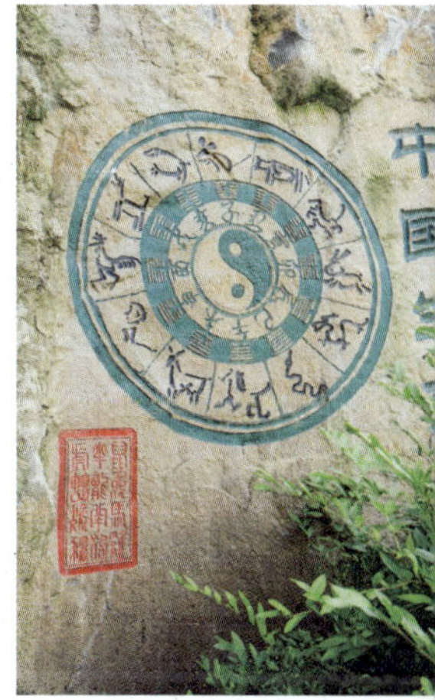

Taiji – das Symbol für *Yin* und *Yang*

Yin und Yang in der Chinesischen Medizin

Die alten Chinesen entwickelten die Gesetzmäßigkeiten von *Yin* und *Yang* aus genauer Naturbeobachtung und übertrugen sie auf den Menschen. Da der Mensch Teil des Kosmos ist, finden sich bei ihm ebenfalls die Phänomene von *Yin* und *Yang*.

In der Chinesischen Medizin werden die Prozesse von Erkrankung und Gesundung, die Diagnostik und Therapiestrategien (auch) auf der Basis von *Yin* und *Yang* erklärt. Ein wichtiger Gedanke dabei ist, dass der Mensch in Einklang mit der Natur leben und die Gesetzmäßigkeiten von *Yin* und *Yang* beherzigen sollte, um sich langer Gesundheit erfreuen zu können. Ist das Verhältnis zwischen *Yin* und *Yang* ausgewogen, sind wir gesund. Wird dieses Gleichgewicht gestört, kommt es zu Ungleichgewicht, Unwohlsein und auf Dauer zu Krankheit.

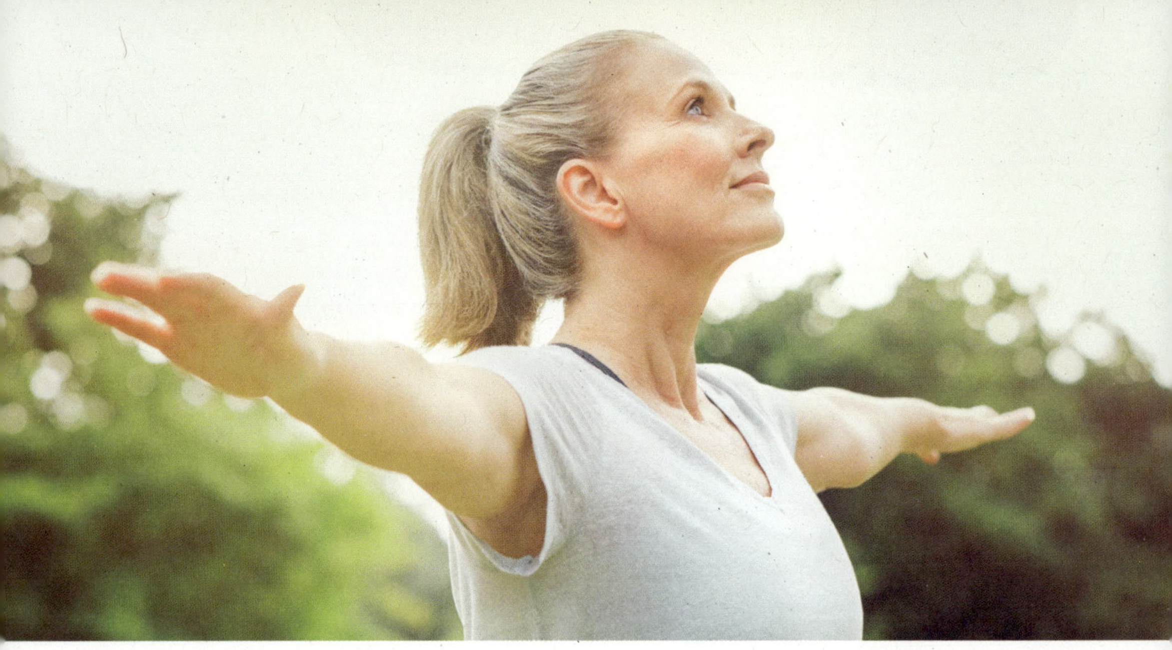

Der Yin- bzw. Yang-Charakter von Krankheiten

Blicken wir aus Sicht der Chinesischen Medizin auf Erkrankungen, so haben alle Symptome *Yin*-Charakter, die mit Kälte verbunden sind, zum Beispiel Frieren und Frösteln, aber auch Blässe des Gesichts und der Zunge. *Yang*-Charakter haben alle Symptome, die mit Hitze verbunden sind, etwa Fieber, Entzündungen, Rötungen oder Durst nach kalten Getränken. Auch Unruhe und akutes Geschehen sind *Yang*.

Letztendlich können alle Symptome einer Erkrankung auf ein Ungleichgewicht zwischen *Yin* und *Yang* zurückgeführt werden. Wenn Sie Beschwerden haben, ist dies möglicherweise ein Zeichen dafür, dass das Verhältnis zwischen *Yin* und *Yang* nicht mehr ausgewogen ist. Auch bei Kopfschmerzen und Migräne sehen wir eine Disharmonie zwischen *Yin* und *Yang*. In einigen Fällen ist etwa sogenanntes aufsteigendes Leber-*Yang* eine Ursache dafür (siehe Seite 37).

Das Ziel der Chinesischen Medizin ist es, das Gleichgewicht wiederherzustellen. Dies wird mit den Methoden Akupunktur, chinesische Arzneimitteltherapie, Ernährungstherapie, Tuina und/ oder Qigong vorgenommen. Oft werden diese verschiedenen Methoden in Kombination angewendet.

Die Fünf Elemente bzw. Wandlungsphasen

Die Theorie der Fünf Elemente bzw. Wandlungsphasen ist ein weiterer Denkansatz in der Chinesischen Medizin. Die fünf Wandlungsphasen sind Holz, Feuer, Erde, Metall und Wasser. Sie beschreiben in der Natur beobachtbare Phänomene, die alle Prozesse im Kosmos abbilden. Auf dieser Grundlage hat sich ein umfassendes System von Charakteristika herausgebildet, das sich sowohl auf Phänomene in der Natur als auch im Menschen bezieht. Die Idee hierbei ist, dass alle im Kosmos beobachtbaren Phänomene sich ebenso im Menschen finden: Der Mensch ist das Abbild des Kosmos im Kleinen. Einige wichtige Charakteristika sind in der folgenden Tabelle zusammengefasst.

Entsprechungen der Fünf Wandlungsphasen

	Holz	**Feuer**	**Erde**	**Metall**	**Wasser**
Jahreszeit	Frühling	Sommer	Spätsommer	Herbst	Winter
Himmelsrichtung	Osten	Süden	Mitte	Westen	Norden
Farbe	Grün	Rot	Gelb	Weiß	Schwarz
Klimatischer Faktor	Wind	Hitze	Feuchtigkeit	Trockenheit	Kälte

Die Fünf Wandlungsphasen stehen in einer zyklischen Beziehung zueinander. Der wichtigste Zyklus ist der sogenannte **Hervorbringungszyklus**, der auch »Mutter-Kind-Zyklus« genannt wird.

Hier stehen jeweils zwei Wandlungsphasen in einer sogenannten Mutter-Kind-Beziehung: Eine Wandlungsphase ist die Mutter der im Zyklus folgenden Wandlungsphase. Wir können auch sagen: Eine Wandlungsphase bringt die nachfolgende hervor bzw. nährt sie.

Hervorbringungs-
zyklus der Fünf
Wandlungsphasen

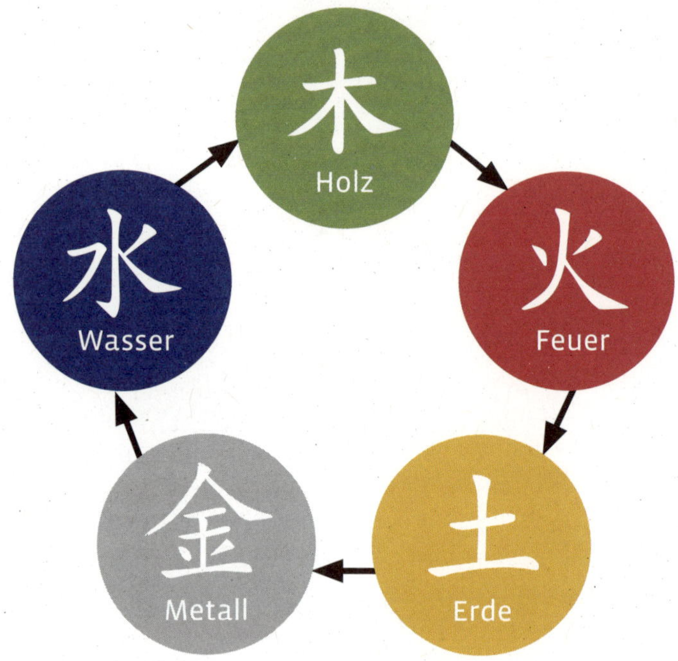

Die Charakteristika für jede der Fünf Wandlungsphasen sind typisch für das Denken im alten China. Sie drücken aus, dass jeder Zustand im Makro- wie auch Mikrokosmos unter dem Einfluss einer bestimmten Wandlungsphase steht. Die Beziehung zwischen den verschiedenen Wandlungsphasen erklärt sich durch die Resonanz, die alle Phänomene untereinander haben.

Die Fünf Wandlungsphasen und ihre Entsprechungen im Körper

Die Fünf Wandlungsphasen bilden die Funktionsweise der inneren Organe ab und zeigen die verschiedenen Wechselbeziehungen zwischen den Organen auf. Ein Organpaar entspricht jeweils einer Wandlungsphase:

- Holz: Leber und Gallenblase
- Feuer: Herz und Dünndarm
- Erde: Milz und Magen
- Metall: Lunge und Dickdarm
- Wasser: Niere und Blase

Den Fünf Wandlungsphasen werden weitere Aspekte wie Sinnesorgane, Emotionen oder Geschmacksrichtungen zugeordnet.

Die fünf Wandlungsphasen in der Chinesischen Medizin

	Holz	Feuer	Erde	Metall	Wasser
Organe	Leber, Gallenblase	Herz, Dünndarm	Milz, Magen	Lunge, Dickdarm	Niere, Blase
Sinnesorgan	Augen	Zunge	Mund	Nase	Ohren
Emotion	Zorn, Wut	Freude	Grübeln	Trauer	Angst
Geschmack	Sauer	Bitter	Süß	Scharf	Salzig

Über den Hervorbringungszyklus können wir die Beziehungen zwischen den Organen beschreiben:

- Die Leber (Holz) nährt das Herz (Feuer).
- Das Herz (Feuer) nährt die Milz (Erde).
- Die Milz (Erde) nährt die Lunge (Metall).
- Die Lunge (Metall) nährt die Niere (Wasser).
- Die Niere (Wasser) nährt die Leber (Holz).

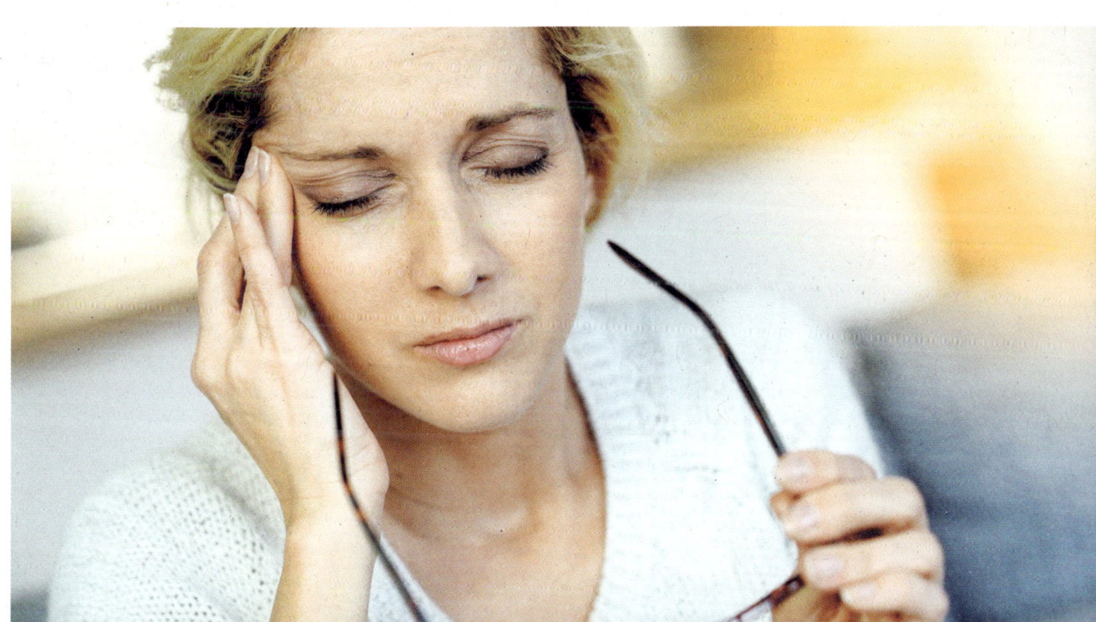

Fünf Wandlungsphasen und Organe

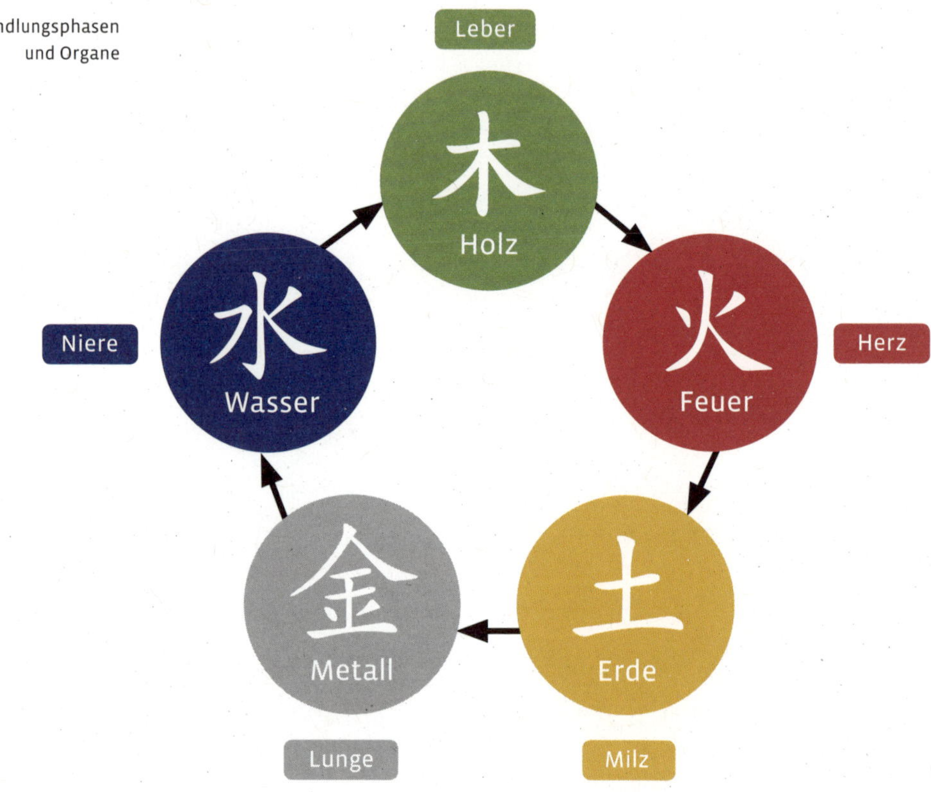

Wenn Störungen und Krankheiten auftreten, die mit einem Organ (bei Kopfschmerzen und Migräne z. B. der Leber) verbunden sind, reicht es deshalb nicht, nur dieses eine Organ zu behandeln. Es muss auch bedacht werden, ob vielleicht »die Mutter« des Organs (in diesem Fall die Niere) Störungen aufweist und mitbehandelt werden muss.

Die Kräfte des Lebens – alles ist Qi

Qi ist das grundlegende Phänomen im Universum – alles ist *Qi*. Was genau unter *Qi* zu verstehen ist, wollen wir Ihnen nun erläutern.

Das Konzept des Qi

In den Konzepten der chinesischen Philosophietraditionen sind alle Phänomene im Universum – und damit auch der Mensch – Ausdruck des Phänomens »*Qi*«. Alles ist *Qi*, wobei sich *Qi* auf einem Kontinuum von materiell bis feinstofflich bewegt.

Unter den Sinologen wird die Übersetzung von *Qi* nicht einheitlich gehandhabt. Dies spiegelt auch die veränderliche Natur von *Qi* wider. Generell kann *Qi* vereinfacht als Energie übersetzt werden. Weitere Übersetzungen fassen den Begriff *Qi* als vitale Kraft, Dampf, Lebenskraft oder Äther. Da es eine große Bandbreite an Übersetzungen gibt, hat man sich in der Chinesischen Medizin darauf geeinigt, den Begriff *Qi* beizubehalten und nicht zu übersetzen.

Qi ist auch in der Chinesischen Medizin ein zentrales Konzept. Der Mensch bewegt sich auf dem Kontinuum der verschiedenen Ausprägungen von *Qi*. Er steht im Wechselspiel zweier gegensätzlicher Energien, des Materiellen und des Feinstofflichen.

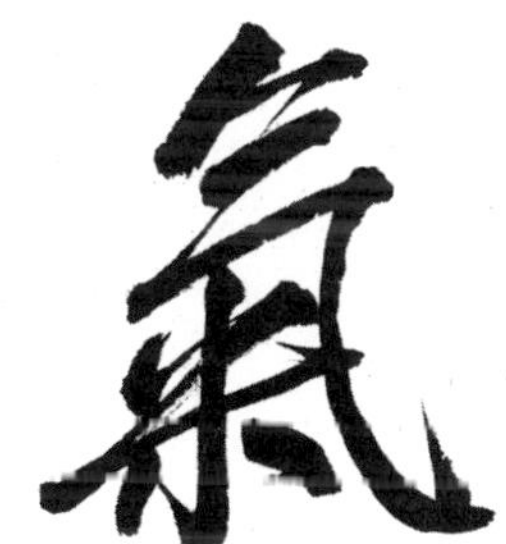

Die Chinesische Medizin unterscheidet drei grundlegende Zustände von *Qi* im Menschen:

- *Qi* in feinstofflicher Form: Geist und Seele
- *Qi* in fließender Form: Emotionen, Energien und Körperflüssigkeiten
- *Qi* in materieller Form: Körpersubstanz (Knochen, Muskulatur, Gewebe)

Geist, Emotionen und Körper sind alle Manifestationen ein und desselben *Qi*. Sie können nicht getrennt voneinander betrachtet werden. Alle Körperfunktionen, aber auch alle Erkrankungen – seien es körperliche oder seelische – sind somit Ausdruck der Zustände und Bewegungen von *Qi*.

Ist ausreichend *Qi* vorhanden und kann es ungehindert durch den gesamten Körper fließen, sind wir gesund. Ist das *Qi* schwach und/oder ist der Fluss des *Qi* gestört, kommt es zu gesundheitlichen Störungen.

Eine wichtige Ursache für Kopfschmerzen oder Migräne ist die sogenannte *Qi*-Stauung. Hier entstehen Schmerzen, weil das *Qi* nicht mehr ungehindert fließen kann. Dies erkennt man am Charakter des Schmerzes: Liegt ein spannender Schmerz vor (meist an den Schläfen), dann können wir davon ausgehen, dass eine *Qi*-Stauung die Ursache für den Kopfschmerz ist. Da der freie Fluss des *Qi* eine Aufgabe der Leber ist, spricht man hier auch von der sogenannten Leber-*Qi*-Stauung.

Ein chinesisches Sprichwort sagt: »Ist *Qi* in Harmonie, sind wir gesund. Gerät das *Qi* in Disharmonie, entsteht Krankheit.«

Die Aufgaben des Qi im menschlichen Organismus

Die Chinesische Medizin unterscheidet sechs Aufgaben, die das *Qi* im menschlichen Organismus hat:

- Umwandeln: Das *Qi* wandelt Nahrung und Flüssigkeiten so um, dass daraus lebensnotwendige Bausteine gewonnen werden können.
- Transportieren: Nahrung und Flüssigkeiten werden mithilfe des *Qi* durch den Körper transportiert. *Qi* ist zudem die treibende Kraft für den Blutfluss im Körper.
- Festhalten: *Qi* hält das Blut und die Körperflüssigkeiten an dem für sie vorgesehenen Platz.
- Anheben: *Qi* ist dafür verantwortlich, dass die Organe an ihrem Platz gehalten werden und nicht absinken.

- Schützen: *Qi* sorgt dafür, dass der Körper vor dem Eindringen äußerer krank machender Faktoren geschützt wird.
- Wärmen: *Qi* stellt Wärme zur Verfügung, die für alle physiologischen Abläufe im Körper notwendig ist.

Für Kopfschmerzen und Migräne sind vor allem zwei Störungen der *Qi*-Funktionen verantwortlich: Wenn das *Qi* seine Transportfunktion nicht richtig ausüben kann, stagnieren *Qi*, Blut oder Flüssigkeiten im Körper. Diese Stauungen führen zu Füllezuständen im Kopf mit Schmerzen in der Folge. Zum anderen kann auch die umwandelnde und wärmende Funktion des *Qi* gestört sein: In diesem Fall stehen den inneren Organen nicht genügend Energie und Wärme für die weitere *Qi*- und Blutproduktion zur Verfügung. Der daraus resultierende Mangel an *Qi* und Blut kann ebenfalls zu Kopfschmerzen führen. Mehr dazu erfahren Sie ab Seite 40.

Qi-Produzenten im Organismus

Unserem Körper stehen drei wichtige Organsysteme zur Verfügung, die *Qi* produzieren und uns mit Energie versorgen: die Milz, die Lunge und die Nieren. Dementsprechend werden in der Chinesischen Medizin das Milz-*Qi*, das Lungen-*Qi* und das Nieren-*Qi* mit Vitalität und Lebenskraft in Verbindung gebracht.

- Die Milz gewinnt über die Verdauung *Qi* aus der Nahrung (Nahrungsenergie, Milz-*Qi*).
- Die Lunge versorgt uns über die Atmung mit Sauerstoff und *Qi* (Atmungsenergie, Lungen-*Qi*).
- Die Nieren sind Energiespeicher. Das Nieren-*Qi* ist vererbt und nimmt im Lauf des Lebens ab.

Qi-Produktion in der Bildlichkeit eines Kochtopfs

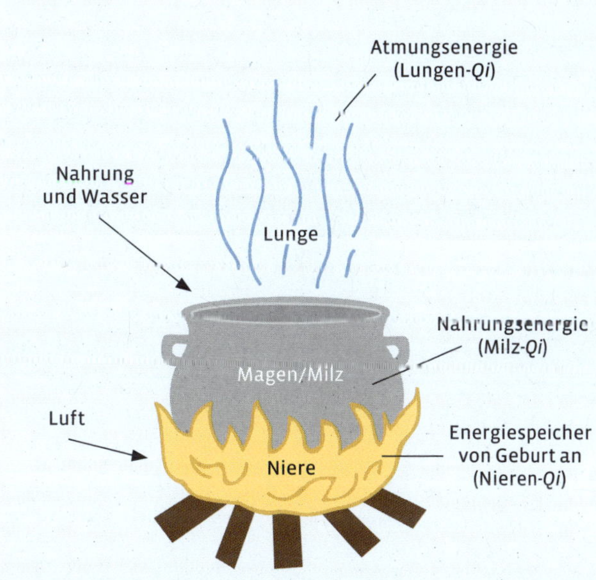

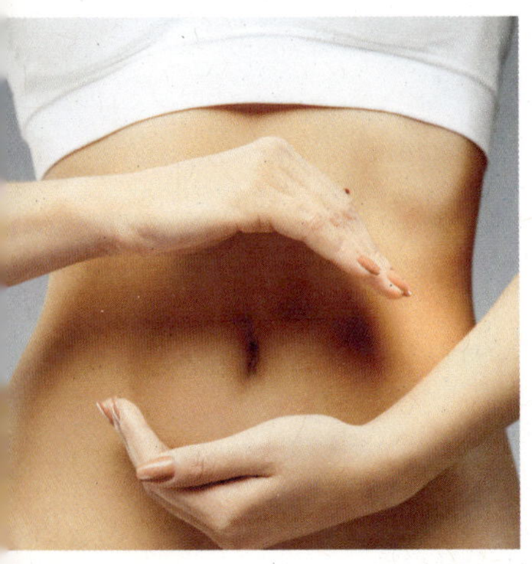

Die Aufgabenverteilung bei der *Qi*-Produktion lässt sich gut mit dem Bild eines Kochtopfs vergleichen. Der Magen nimmt die Nahrung auf und leitet die Verdauung ein, die Milz wandelt dann alles vom Magen Aufgenommene in *Qi* (Lebensenergie) um und verteilt es im Körper. Die *Qi*-Produktion von Lunge und Milz ist auf eine kontinuierliche Versorgung mit Luft (Sauerstoff) und Nahrung angewiesen. Die Nieren als Energiespeicher sorgen für das nötige »Brennholz« (Nieren-*Yin*) und das Feuer (Nieren-*Yang*) unter dem Kochtopf.

Aufgrund ihrer mittigen Position im Körper, aber auch wegen ihrer zentralen Bedeutung für die *Qi*-Produktion werden Milz und Magen auch als »die Mitte« bezeichnet.

Die Leber sorgt für den freien Fluss des *Qi* im Körper, sodass alle Körperbereiche und Organe gleichmäßig mit lebensnotwendigem *Qi* versorgt werden. Staut sich das Leber-*Qi*, können Kopfschmerzen auftreten. Näheres dazu erfahren Sie ab Seite 37.

Für die Kraft und Funktionsfähigkeit unseres körpereigenen *Qi* sind wir zu einem großen Teil selbst verantwortlich. Wir können selbst viel dafür tun, unser *Qi* zu pflegen und zu stärken. Mit sinnvollen Regeln zu Ernährung, Bewegung, Schlaf und Ausgleich unserer Emotionen können wir die physiologischen Bewegungen des *Qi* unterstützen, wiederherstellen und aufrechterhalten.

Blut – Nährstoff des Lebens

Das »Blut« (*Xue* 血) ist ein eigenes Konzept in der Chinesischen Medizin. Es korrespondiert in weiten Teilen mit den westlichen Vorstellungen, hat aber zudem noch andere Eigenschaften und Aufgaben. Blut ist eine Grundsubstanz im Körper, es nährt alle Organe, Muskeln und Gewebe, d.h., es versorgt den gesamten Organismus mit Nährstoffen und Flüssigkeit. Es befeuchtet die Schleimhäute und nährt die Sehnen. Blut ist von entscheidender Bedeutung für den Zustand unseres Körpers, aber auch unserer Seele und unseres Geistes. Ist das Blut stark und in Fülle, fühlen wir uns kraftvoll, und unsere Seele und unsere Gedanken sind ausgeglichener und stabiler. Das Blut ist zudem verantwortlich für den Menstruationszyklus, nährt das ungeborene Kind während der Schwangerschaft und bildet aus Sicht der Chinesischen Medizin in der Stillzeit die Muttermilch.

In der Chinesischen Medizin sind Blut und *Qi* untrennbar miteinander verbunden. Es heißt, dass Blut und *Qi* wie *Yin* und *Yang* sind. Sie sind ein Paar, das sich gegenseitig erhält und beeinflusst. *Qi* gilt als »Oberbefehlshaber des Blutes«, das Blut als »Mutter des *Qi*«. *Qi* bewegt das Blut durch den Körper, das Blut nährt das *Qi*. Nach chinesischer Vorstellung ist – wie in der westlichen – das Herz

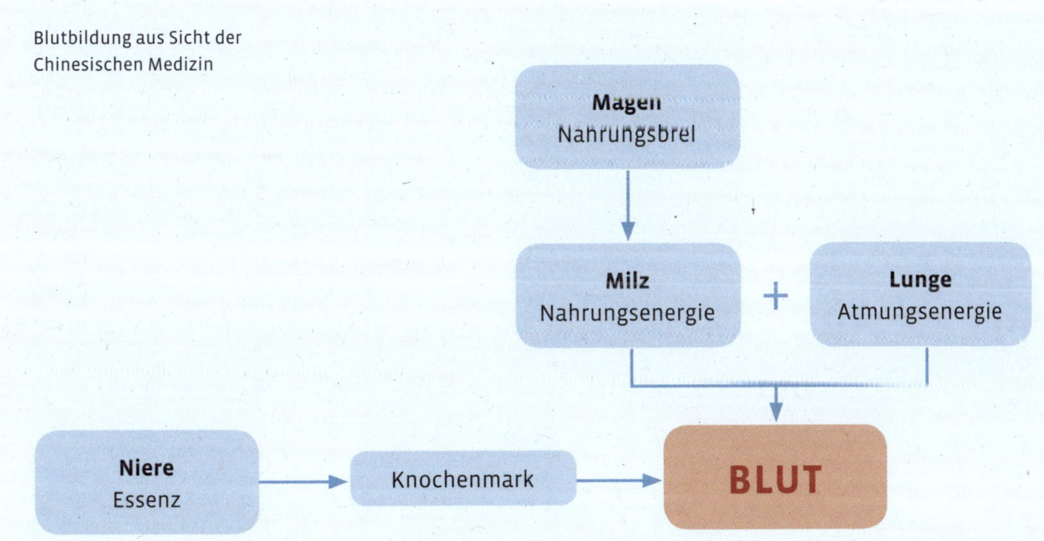

Blutbildung aus Sicht der Chinesischen Medizin

das Organ, das für die Bewegung des Blutes zuständig ist: »Das Herz regiert das Blut«, sagt man in der Chinesischen Medizin.

Blut als lebensnotwendige Substanz wird täglich neu gebildet, und zwar zum größten Teil aus der Nahrung. Dies ist auch der Grund, warum in der Chinesischen Medizin eine hochwertige und regelmäßige tägliche Ernährung so einen wichtigen Stellenwert hat.

In der Chinesischen Medizin heißt es: »Heile zunächst mit der Nahrung, und erst wenn das nicht hilft, nimm die Nadeln und die Kräuter.«

An der Blutbildung sind laut Chinesischer Medizin mehrere Organe beteiligt. Für unsere westlichen Vorstellungen klingt dies zunächst etwas fremd, in der Chinesischen Medizin ist dieses Zusammenspiel der Organe bei der Blutbildung aber sehr wesentlich.

Nach der Chinesischen Medizin ist das Organpaar **Milz** und **Magen** die Hauptquelle des Blutes. Die Milz extrahiert aus dem im Magen befindlichen Nahrungsbrei die Nahrungsenergie, die sie dann aufwärts zur Lunge schickt. Dort verbindet sich die Nahrungsenergie mit der Atmungsenergie der Lunge und wird im Folgenden zu Blut umgewandelt.

Zudem spielt die **Niere** eine Rolle bei der Blutproduktion, denn sie speichert die sogenannte Essenz (*Jing*, siehe Seite 31), die auch das Knochenmark bildet. Das Knochenmark trägt ebenfalls zur Blutbildung bei. Hier finden wir eine deutliche Parallele zur Physiologie der westlichen Schulmedizin. Bemerkenswert ist, dass diese Darstellung der blutbildenden Funktion des Knochenmarks während der Qing-Dynastie (1644–1911) und damit vor der Einführung der westlichen Medizin in China entwickelt wurde.

Auch die **Leber** spielt eine Rolle bei der Blutproduktion, da sie für einen ungehinderten, in die korrekte Richtung verlaufenden *Qi*-Fluss und damit für einen reibungslosen Ablauf der oben genannten Prozesse sorgt.

In der Chinesischen Medizin heißt es, die Leber speichert das Blut. Dies bedeutet, dass die Leber dafür zuständig ist, das gebildete

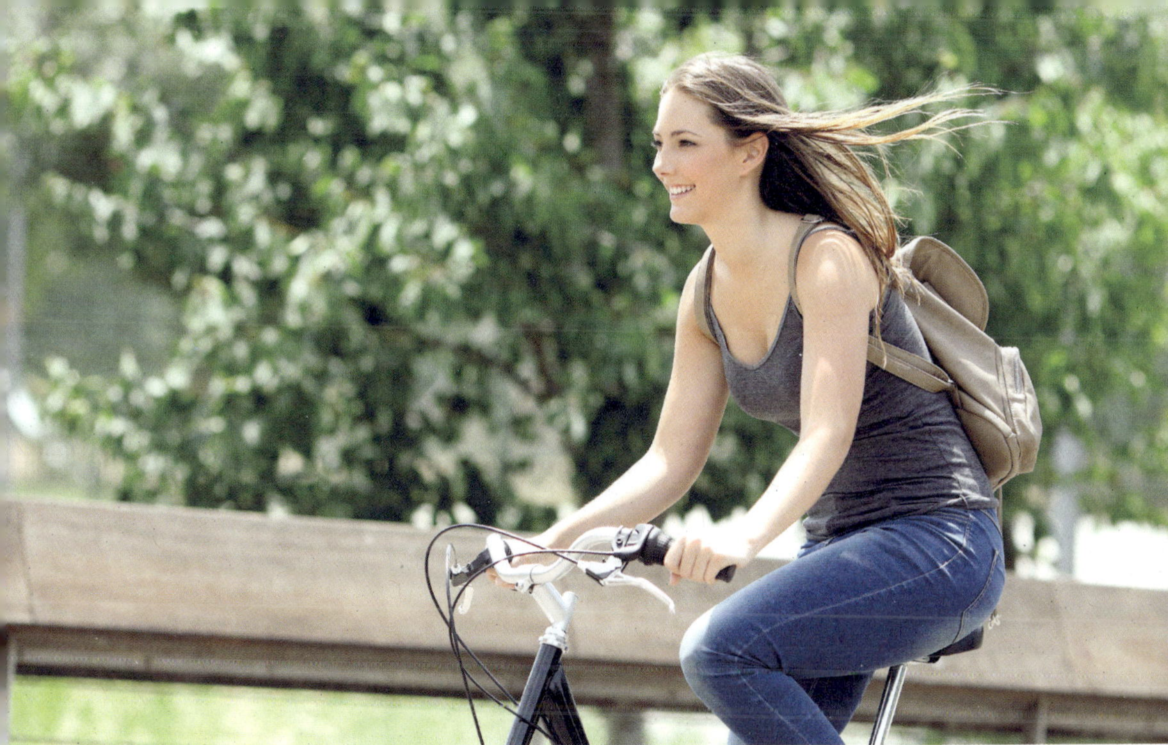

Blut im Körper zu sammeln und zur Verfügung zu stellen. Zudem sorgt die Leber – im Rahmen ihrer Aufgabe der *Qi*-Zirkulation im Körper – für den reibungslosen Fluss des Blutes durch den Körper. Erinnern Sie sich? *Qi* und Blut sind untrennbar miteinander verbunden. Das *Qi* bewegt Blut, und Blut ist die Mutter des *Qi*. Liegt eine chronische *Qi*-Stauung vor, so wirkt sich dies auch auf den Blutfluss im Körper aus (siehe Seite 37).

Zwei Arten von Kopfschmerzen sind durch eine Pathologie des Blutes bedingt, nämlich die Blut-Stase, bei der sich der Blutfluss staut, und der Blut-Mangel (in Kombination mit einem *Qi* Mangel). Näheres dazu finden Sie ab Seite 39

Wir können selbst viel dazu beitragen, die Blutbildung und den Blutfluss im Körper zu verbessern. Durch eine hochwertige und regelmäßige Ernährung und viel Bewegung an der frischen Luft legen wir die beste Grundlage für eine ausreichende Produktion von Blut und einen reibungslosen Blutfluss.

Kopfschmerzen und Migräne aus Sicht der Chinesischen Medizin

Wie kommt es aus Sicht der Chinesischen Medizin zu Kopfschmerzen oder Migräne, und wie entsteht eine chronische Neigung dazu? Welche Einflussfaktoren gibt es, und welche Mechanismen spielen eine Rolle? Die Chinesische Medizin hat eine differenzierte Sichtweise auf das Krankheitsgeschehen: Kopfschmerz ist nicht gleich Kopfschmerz. Je nach Ort und Art, je nachdem, wann der Schmerz auftritt, was den Schmerz verbessert oder verschlechtert, liegen unterschiedliche Formen des Kopfschmerzes vor, die auch unterschiedlich behandelt werden müssen. Zudem wird die Zeit außerhalb der Kopfschmerz- oder Migränephasen ausdrücklich mit einbezogen, indem neuerlichen Schmerzen vorgebeugt wird.

Zunächst erläutern wir Ihnen einige Grundgedanken der Chinesischen Medizin zur Krankheitsentstehung im Allgemeinen und gehen dann auf die Zusammenhänge bei Kopfschmerzen bzw. Migräne ein.

Äußere und innere Faktoren für Kopfschmerzen und Migräne

Die äußeren pathogenen Faktoren in der Chinesischen Medizin

Die Chinesische Medizin benennt verschiedene sogenannte pathogene Faktoren (»krank machende« Faktoren), die ursächlich für die Entwicklung von Erkrankungen sind. Einen wichtigen Bereich stellen die sogenannten äußeren (oder auch klimatischen) pathogenen Faktoren dar. Im alten China wurde die starke Ähnlichkeit zwischen Veränderungen des Gesundheitszustands und klimatischen Änderungen bereits sehr früh erkannt.

Klimatische Faktoren beeinflussen nicht nur das Geschehen auf der Erde, sondern auch den Menschen. Diese äußeren Faktoren sind Wind, Kälte, Hitze und Feuer, Feuchtigkeit/Nässe und Trockenheit. Sie wirken auf den Menschen ein, können in den Körper eindringen und dort spezifische Krankheitssymptome verursachen.

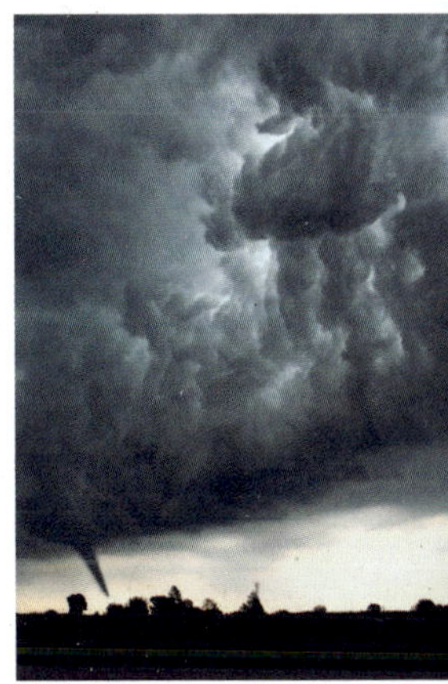

Klimatische Faktoren beeinflussen unsere Gesundheit

Beispielsweise sind Wind-Kälte und Wind-Hitze für die Entstehung von Erkältungen verantwortlich. Kopfschmerzen, die im Rahmen von Erkältungen oder Grippe aufgrund der äußeren Faktoren Wind-Kälte oder Wind-Hitze auftreten, werden im Band »Erkältungen und grippale Infekte« unserer Ratgeberreihe besprochen.

Die gleichen Begriffe (Wind, Kälte, Hitze etc.) werden auch auf innere, nicht durch klimatische Faktoren ausgelöste Störungen übertragen. So kann »Wind« auch im Inneren des Körpers entstehen und zu Beschwerden führen – bei Migräne ist es beispielsweise der Leber-Wind, der die Schmerz-Attacken auslöst. Dazu später mehr.

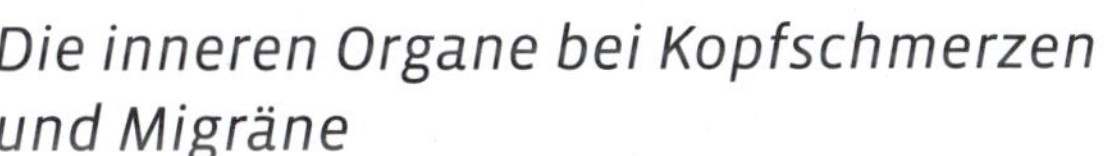

Die inneren Organe bei Kopfschmerzen und Migräne

Die Chinesische Medizin hat eine eigene Lehre der Lebensvorgänge im menschlichen Körper (Physiologie) und eine Lehre der krankhaften Prozesse im Körper (Pathologie). Herzstück hierbei ist die sogenannte Theorie der inneren Organe. Jedes Organ hat bestimmte Eigenschaften und Aufgaben. Interessant ist, dass die Theorie der inneren Organe einige Parallelen zu der westlichen Auffassung der Organe hat – viele funktionelle Aspekte sind gleich. In der Chinesischen Medizin stehen unsere inneren Organe aber auch noch mit weiteren Aspekten unseres Daseins in Verbindung, wie etwa unseren Sinnesorganen und bestimmten emotionalen und mentalen Zuständen. Daher wird auch von »Funktionskreis« oder »Organsystem« gesprochen.

Die eigentlichen Ursachen, die die Entwicklung von Kopfschmerzen oder Migräne ermöglichen, sieht die Chinesische Medizin primär in dem Organsystem Leber. Des Weiteren können eine Schwäche der Niere und indirekt die Milz für das Krankheitsgeschehen verantwortlich sein. Diese Organsysteme werden wir Ihnen nun näher vorstellen. Detailliertere Informationen zu allen inneren Organen finden Sie in unserem Grundlagenband »Gesund leben mit Chinesischer Medizin«.

Leber (Gan 肝)

Die Leber ist das zentrale innere Organ bei der Entstehung von Kopfschmerzen und Migräne. An den meisten Typen von Kopfschmerzen ist eine Disharmonie im Lebersystem beteiligt.

Die wichtigste Funktion der Leber besteht in ihrer Verantwortung für den freien Fluss des *Qi* im Körper. Ist die Leber in Harmonie, gewährleistet sie den reibungslosen, entspannten und gleichmäßigen Fluss des *Qi*. Ihre Funktion der Mobilisierung und Zerstreuung beeinflusst die *Qi*-Bewegungen in allen Teilen des Körpers und auf allen Körperebenen. Sie wirkt sich damit auf die Verdauung aus, indem sie das Magen-*Qi* nach unten fließen lässt (natürliche Richtung des Magen-*Qi*) und die Milz bei der Extraktion der wichtigen Substanzen aus der Nahrung unterstützt. Die Leber unterstützt damit auch den Prozess der Blutbildung. Da *Qi* und Blut eng miteinander verbunden sind, trägt die Leber auch zum freien Fluss des Blutes bei.

Zudem »speichert« die Leber das Blut, das heißt, sie reguliert die Blutverteilung im Körper und führt dort Blut zu, wo es gebraucht wird: Beispielsweise benötigt das Gehirn bei geistiger Aktivität mehr Blut. Nach einer Mahlzeit muss das Verdauungssystem mit Blut versorgt werden, damit optimal verdaut werden kann. Bei Muskelaktivität wird das Blut zu den Muskeln verteilt (regelmäßige Muskelkrämpfe zeigen einen Leber-Blut-Mangel an). In Ruhe- und Schlafphasen sammelt sich das Blut in der Leber: Hier wird es »entgiftet«.

Der Zustand der Leber zeigt sich in den Nägeln (splittrige, brüchige Nägel weisen auf einen Leber-Blut-Mangel hin) und in den Augen, dem der Leber zugehörigen Sinnesorgan.

Ist der freie Fluss des *Qi* gestört, liegt also eine Leber-*Qi*-Stauung vor, kann dies die Ursache für sogenanntes aufsteigendes

Leber-*Yang* sein, das zu einer bestimmten Form von Kopfschmerzen führt (siehe Seite 37).

Niere (Shen 肾)

Die Niere ist die »Wurzel des angeborenen *Qi*« und speichert die sogenannte Essenz *(Jing)*. Die Niere gilt als Ursprung der Schöpfung oder auch Wurzel des Lebens – in ihr liegt die Grundlage für alles *Qi* im Menschen. Die Essenz *(Jing)* speist sich aus dem *Jing* von Mutter und Vater zum Zeitpunkt der Zeugung. Im westlichen Verständnis entspricht sie der chromosomalen Vererbung. Die Essenz legt die konstitutionelle Stärke und Vitalität fest. Ist die Kraft der Niere geschwächt, ist auch die konstitutionelle Stärke beeinträchtigt, und wir verfügen über weniger Reserven, auf die wir im Notfall zurückgreifen können.

Die Niere beeinflusst über den Hervorbringungszyklus unmittelbar die Vitalität der Leber (die Niere ist die »Mutter« der Leber,

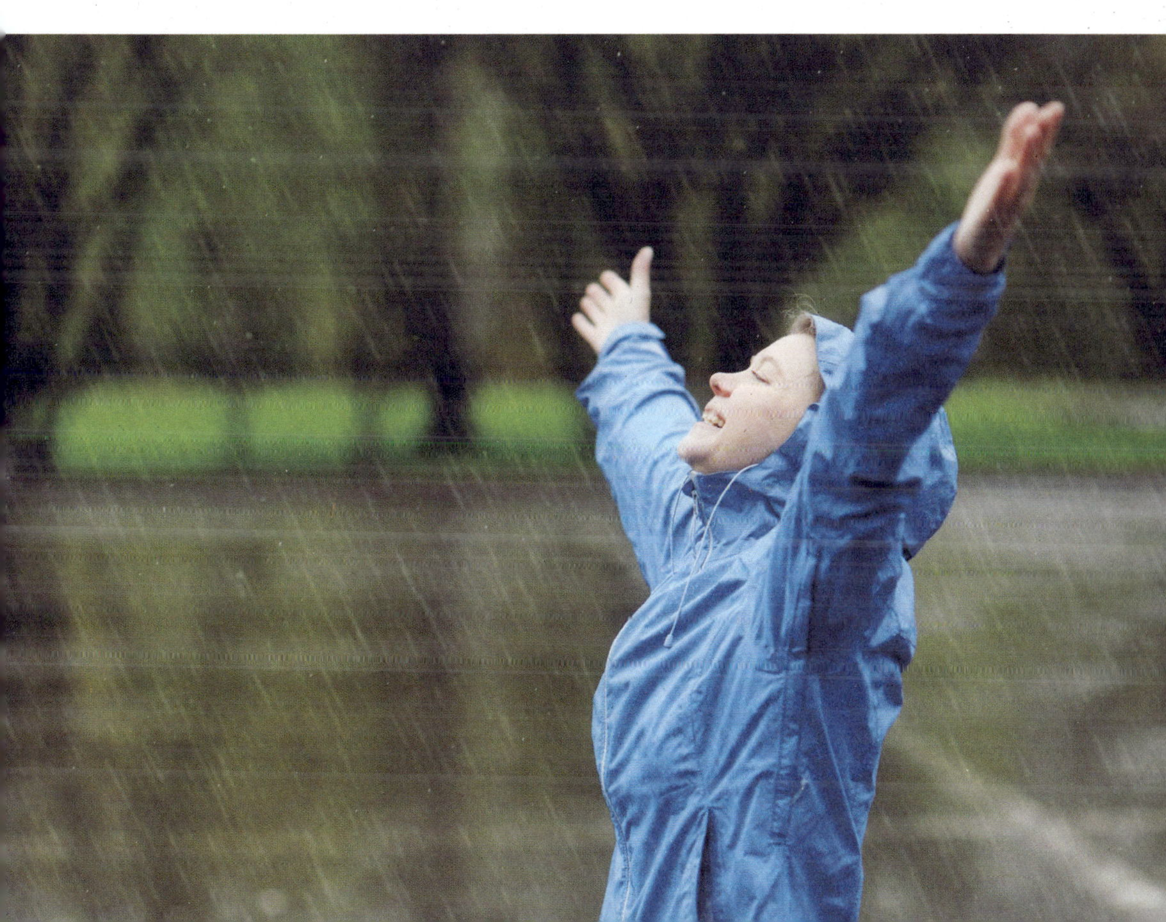

siehe Seite 19). Ist die Niere schwach, kann auf Dauer auch die Leber nicht voll funktionsfähig und in Harmonie sein. Dies hat Einfluss auf den Fluss des *Qi* und die Speicherung und Verteilung des Blutes im Körper. Deshalb ist die Niere in vielen Fällen bei chronischen Kopfschmerzen beteiligt.

Milz (Pi 脾)

Eine weitere Ursache für Kopfschmerzen liegt in einer Schwäche des Milzsystems. Die Milz ist (gemeinsam mit dem Magen) für das Nähren des Menschen auf allen Ebenen verantwortlich. Sie transformiert die notwendigen Nährstoffe aus der Nahrung und den Getränken und verteilt sie im Körper. Sie ist damit auch hauptverantwortlich für die Verdauung. Die Milz gewährleistet die Versorgung des gesamten Körpers mit Blut, *Qi* und lebensnotwendigen Nährstoffen und damit die tägliche Grundenergie.

Im Fall einer Milz-*Qi*-Schwäche kann die tägliche Versorgung mit lebensnotwendigem *Qi* und Blut nicht mehr optimal gewährleistet werden. Damit ist die Grundlage für eine Leber-*Qi*-Stauung und/oder einen Blut-Mangel gegeben. Diese beiden Störungen gehören zu den Hauptursachen für Kopfschmerzen.

Zudem entsteht bei dauerhafter Milz-*Qi*-Schwäche Schleim-Nässe im Körper, weil die Milz ihre Umwandlungs- und Transportfunktion nicht mehr richtig ausführen kann. In der Chinesischen Medizin hat man die Vorstellung, dass sich die Schleim-Nässe unter anderem im Kopf sammelt, was zu Kopfschmerzen führen kann.

Ursachen und Symptome

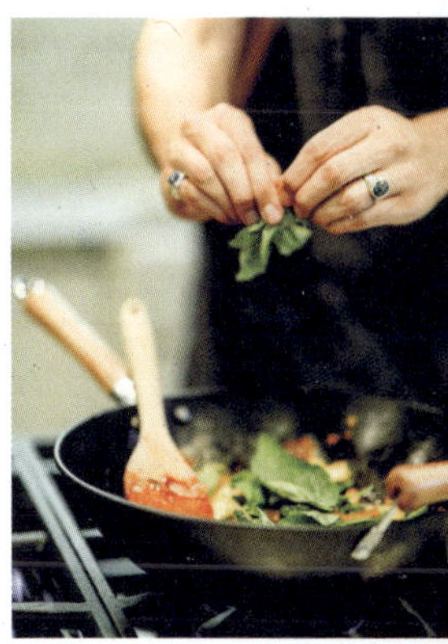

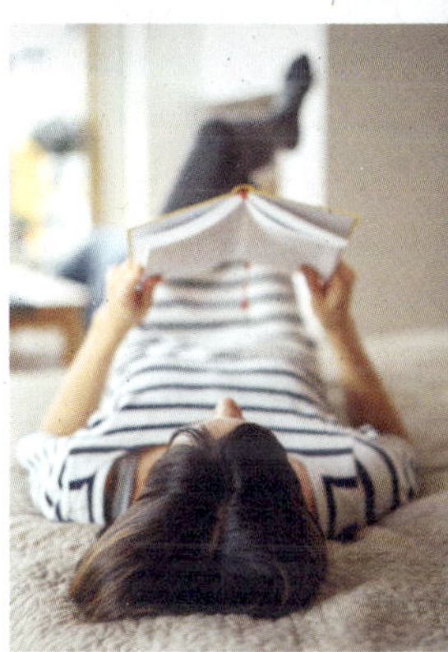

oben: Gutes Essen stärkt die Milz
unten: Angemessene Ruhepausen stabilisieren die Niere

Bei der Therapie von wiederkehrenden Kopfschmerzen oder chronischer Migräne ist es wichtig, genau zwischen den Ursachen und den akuten Symptomen zu unterscheiden. Während der Schmerzphase werden die Symptome behandelt, in der schmerzfreien Zeit die Ursache der Erkrankung. Daher ist es wichtig, die Therapie von Kopfschmerzen und Migräne langfristig und regelmäßig anzulegen. Die Dauer der Behandlung richtet sich nach der Chronizität der Kopfschmerzen und nach familiären Belastungen. Je länger Kopfschmerzen oder Migräne bereits bestehen, je weiter diese Schmerzen in der Familiengeschichte zurückreichen, desto länger wird voraussichtlich auch die Therapie dauern.

Neben einer professionellen Therapie können Sie auch selbst etwas für die Vorsorge und Behandlung von Kopfschmerzen tun – ganz im Sinne des *Yang Sheng*:

- Sie können Ihre Milz durch angemessene und hochwertige Nahrung unterstützen und damit Ihr tägliches *Qi* und Blut aufbauen.
- Sie können Ihre Leber durch regelmäßige Bewegung und Sport in ihrer Aufgabe der Gewährleistung des freien *Qi*-Flusses im Körper unterstützen.
- Ihre Nieren-Energie stabilisieren Sie u. a. durch ein ausgewogenes Verhältnis von Ruhe und Aktivität. Durch ausreichend Schlaf und Ruhephasen am Tag können Sie sich regenerieren und neue Kräfte aufbauen.

All diese Organsysteme können Sie auch durch die Stimulierung geeigneter Akupressurpunkte und (Selbst-)Massagen stärken.

Welche Maßnahmen Sie konkret ergreifen können, um Kopfschmerzen und Migräne akut oder auch vorbeugend zu lindern, zeigen wir Ihnen im praktischen Teil ab Seite 53.

Disharmoniemuster bei Kopfschmerzen und Migräne

Unser Kopf wird in der Chinesischen Medizin als die Residenz des »klaren Geistes« gesehen. Blut und *Qi* durchströmen ununterbrochen unseren Schädel, um eine optimale Versorgung von Gehirn und Geist sicherzustellen. Daher kann jeder Faktor, der die Entstehung oder die Zirkulation von *Qi* und Blut behindert, zu Kopfschmerz führen. Am häufigsten ist ein Zusammenhang zwischen den krank machenden Faktoren Wind, aufsteigendem *Yang*, Schleim-Nässe und Blut-Stase sowie den Organsystemen von Leber, Milz und den Nieren zu beobachten.

Gesundheitliche Beschwerden treten immer in bestimmten Kombinationen auf, den schon erwähnten (Disharmonie-)Mustern. Die Chinesische Medizin unterscheidet grundsätzlich sieben Muster, die bei Kopfschmerzen gehäuft zu beobachten sind. Kopfschmerzen, die durch Wind-Kälte bzw. Wind-Hitze entstehen und mit Erkältungen und Infekten assoziiert sind, werden hier nicht besprochen. Sie sind Teil des Bandes über »Erkältungen und grippale Infekte«.

Abhängig von der Krankheitsphase werden Kopfschmerzen entweder einem bestimmten Mangel- oder Fülle-Typ zugeordnet: In den Akutphasen kommt es meist zu Disharmoniemustern vom Fülle-Typ wie aufsteigendem Leber-*Yang*, Blut-Stase oder Migräne. Bei chronischen Kopfschmerzen häufen sich die Zeichen der zugrunde liegenden Mangel-Muster wie Schleim-Nässe, *Qi*- und Blut-Mangel und Nieren-Schwäche. Typische Fülle-Symptome sind starke und intensiv erlebte Kopfschmerzen. Mangel-Symptome zeigen sich meist in dumpfen, lang anhaltenden Kopfschmerzen, oft begleitet von allgemeiner Schwäche und dem Vorhandensein chronischer Erkrankungen.

In der nachfolgenden Tabelle sind die sechs hier besprochenen Typen von Disharmoniemustern mit den wichtigsten Haupt- und Begleitsymptomen dargestellt. Kopfschmerzen sind ein Symptom vielschichtiger und häufig komplexer Krankheitsmuster. Daher

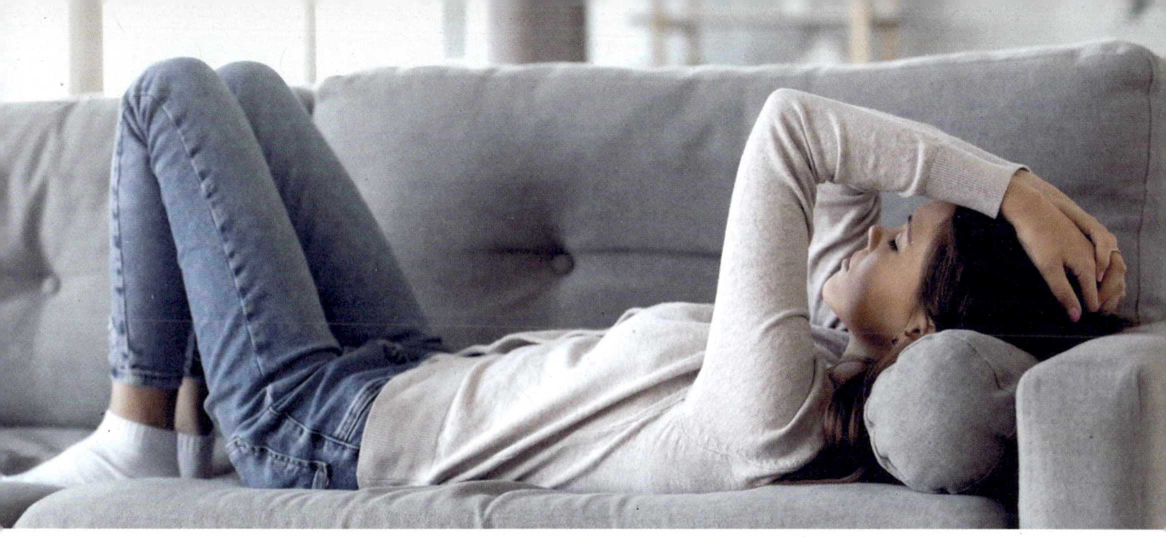

treten sie oftmals im Wechsel oder in einer Kombination von zwei oder mehr Fülle- und Mangel-Mustern auf. Zur genaueren Differenzierung sollte ein qualifiziert ausgebildeter TCM-Therapeut (Arzt oder Heilpraktiker) aufgesucht werden.

Disharmoniemuster bei Kopfschmerzen

Disharmonie-muster	Symptome	Fülle oder Mangel
Aufsteigendes Leber-*Yang*	Spannend-drückender Kopfschmerz, meist mit Schwindel und Tinnitus *Begleitsymptome:* Nervosität, leichte Reizbarkeit, Schlafstörungen, Schmerzen an den Rippenbögen, gerötetes Gesicht, Gefühl aufsteigender Hitze, ansteigender Blutdruck, bitterer Mundgeschmack, gerötete Zunge mit dünnem gelben Belag	Fülle-Typ
Blut-Stase	Stechender Kopfschmerz an fixierter Stelle, der meist sehr lange anhält und in der Nacht meist stärker wird. Oft in Zusammenhang mit der Menstruation oder äußeren Verletzungen des Schädels (Stöße, Prellungen, Schleudertrauma usw.) *Begleitsymptome:* dunkelblaue Verfärbung von Gesicht, Lippen und Zunge (oft mit roten Punkten auf der Zunge)	Fülle-Typ

Qi- und Blut-Mangel	Chronischer Kopfschmerz und Schwindel, verstärkt nach Belastung/Anstrengung *Begleitsymptome:* körperliche und geistige Abgeschlagenheit und Energiemangel, verstärkter und beschleunigter Puls und Herzrasen, Gesichtsblässe, Kurzatmigkeit/Atemnot, Spontanschweiß, blasse Zunge mit weißem Belag	Mangel-Typ
Schleim-Nässe	Dumpf-drückender Kopfschmerz mit Schweregefühl und Benommenheit *Begleitsymptome:* Wetterfühligkeit, Völlegefühl und Druckempfinden in Brustkorb und Bauch, Übelkeit und Aufwürgen oder Erbrechen von Schleim, ggf. gedunsene Zunge mit Zahneindrücken und einem weiß-klebrigen Zungenbelag	Mangel-Typ
Nieren-Schwäche	Dumpf-dröhnender und anhaltender Kopfschmerz *Begleitsymptome:* Schwindel und Tinnitus, Verstärkung der Beschwerden nach Belastung, Schlafstörungen, Vergesslichkeit, Schmerzen und Schwächegefühl der Knie und des unteren Rückens, häufiges Wasserlassen, Potenzstörungen beim Mann, vaginaler Ausfluss bei der Frau, die Zunge kann glatt und ohne Belag oder sehr blass sein	Mangel-Typ
Migräne *(Bian Tou Tong)*	Einseitige pochende, stechende oder dröhnende Kopfschmerzen mit anfallsartigem Auftreten, Überempfindlichkeit gegen Licht, Geräusche und Gerüche *Begleitsymptome:* Müdigkeit, Appetitlosigkeit, Übelkeit und Erbrechen	Fülle-Typ

Typ 1
Aufsteigendes Leber-Yang

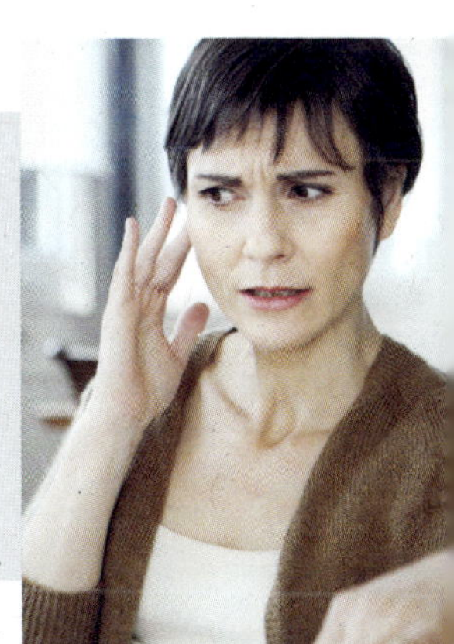

Beschwerden

Spannend-drückender Kopfschmerz, meist mit (visuellem Dreh-) Schwindel und Tinnitus

Begleitsymptome: Nervosität, leichte Reizbarkeit, Schlafstörungen, Schmerzen an den Rippenbögen, gerötetes Gesicht, Gefühl aufsteigender Hitze, ansteigender Blutdruck, bitterer Mundgeschmack, gerötete Zunge mit dünnem gelben Belag

Der Kopfschmerz vom Typ des aufsteigenden Leber-*Yang* ist einer der am häufigsten vorkommenden Kopfschmerz-Typen. Er ist charakterisiert durch spannend-drückende Kopfschmerzen, die häufig im Zusammenhang mit unserer emotionalen Verfassung, Stress oder Ärger stehen und oft mit Schwindel und Tinnitus einhergehen.

In den meisten Fällen entsteht dieser Typ von Kopfschmerz durch gestautes Leber-*Qi*. Die Leber hat die Aufgabe, uns *Qi* bereitzustellen, damit wir in der Lage sind, Konflikte zu lösen und Hindernisse aus dem Weg zu schaffen. Außerdem hat sie einen engen Bezug zu unseren Emotionen und zu unserer psychischen Belastungsfähigkeit. Wenn unsere Emotionen über lange Zeit unterdrückt werden, sich Ärger anstaut, wir dauerhaftem Stress und Anspannungen ausgesetzt sind, dann wird der freie Fluss des Leber-*Qi* blockiert. Es ist, als ob uns ein großer Stein in den Weg gelegt wird: Das Leber-*Qi* registriert dieses Hindernis und versucht, es aus dem Weg zu räumen. Typischerweise geht das mit den Emotionen Wut oder Ärger einher. Bei kleinen Ärgernissen genügt es, einmal kurz und entschlossen den Dampf abzulassen. Handelt es sich aber um ein großes Ärgernis, das wir alleine nicht aus dem Weg räumen können, oder es kommt zu häufigen kleinen Ärgernissen, die zu viel für uns werden, überlastet das unser Leber-*Qi*, und es kommt zu einer Leber-*Qi*-Stauung. Unser Leber-*Qi* versucht weiterhin, die Hindernisse aus dem Weg zu räumen, und baut einen immer stärker werdenden Druck auf. Wir merken dies an drückenden und spannenden Kopfschmerzen, als ob uns jemand ein Band um den Kopf schnüren würde. Dadurch, dass wir unter stetiger Anspannung stehen, kommen unser Körper und unser Geist schlechter zur Ruhe, und wir verspüren eine anhaltende Nervosität, sind leicht gereizt und leiden unter Schlafstörungen. Ein weiteres Zeichen einer Leber-*Qi*-Stauung sind wiederkehrende Schmerzen im Bereich der Rippenbögen, dort, wo sich das Leberorgan im Körper befindet. Diese Schmerzen sind im Gegensatz zu denjenigen aufgrund einer Blut-Stase nicht an einem fixen Ort, sondern mal hier, mal da, je nachdem, wo der *Qi*-Stau gerade am deutlichsten ausgeprägt ist.

Wenn der sprichwörtliche Tropfen das Fass zum Überlaufen bringt, bricht unser Leber-*Qi* mit einem gewaltigen Druck aus und schießt nach oben. Diese nach oben gerichtete Energie aktiviert im Übermaß das mit Hitze und Energie assoziierte Leber-*Yang*, das nun ungebremst nach oben in unseren Kopf schießt und zu einem Gefühl aufsteigender Hitze und einem geröteten Gesicht führt. Häufig geht dies auch mit starken Emotionen wie Wut und Aggressionen sowie einem ansteigenden Blutdruck einher.

Das ungebremste Leber-*Yang* bringt so viel Energie mit sich, dass das *Qi* im Kopfbereich stark in Bewegung versetzt wird. Ähnlich wie wenn man Strom durch den Motor eines Ventilators fließen lässt, erzeugt die Bewegung des Leber-*Yang* inneren Wind, der sich in Schwindel und Tinnitus zeigt.

Ein weiteres Zeichen für übermäßiges Leber-*Yang* ist ein bitterer Mundgeschmack. Der Grund liegt darin, dass einem im sprichwörtlichen Sinne »die Galle hochkommt«. Denn die Gallenblase und die Leber sind nicht nur anatomisch, sondern auch funktionell eng miteinander verbunden (siehe Seite 47). Wenn das Leber-*Qi* gestaut ist, kommt es deshalb häufig zu begleitenden Beschwerden der Gallenblase.

Eine gerötete Zunge mit dünnem gelben Belag ist ein typisches Zeichen für vermehrte Hitze im Körper, wie sie etwa durch aufsteigendes Leber-*Yang* entsteht.

Typ 2
Blut-Stase

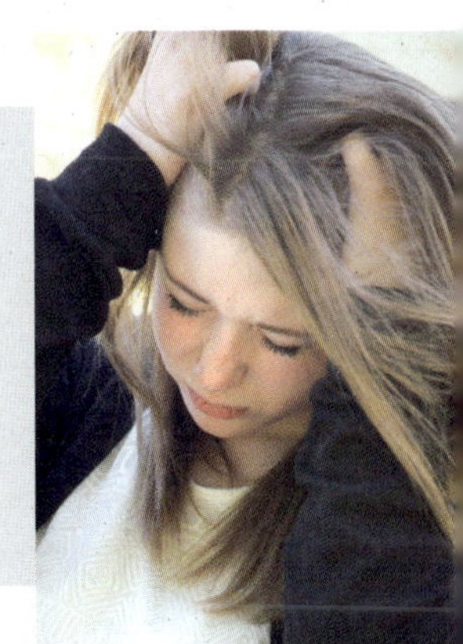

Beschwerden

Stechender Kopfschmerz an fixierter Stelle, der meist sehr lange anhält und in der Nacht stärker wird. Oft in Zusammenhang mit der Menstruation oder äußeren Verletzungen des Schädels (Stöße, Prellungen, Schleudertrauma usw.)

Begleitsymptome: dunkelblaue Verfärbung von Gesicht, Lippen und Zunge (oft mit roten Punkten auf der Zunge)

Kopfschmerzen aufgrund von Blut-Stase sind gekennzeichnet durch stechende Schmerzen an einer gleichbleibenden Stelle.

Es gibt viele Gründe, warum es zu einer Blut-Stase kommen kann: zum Beispiel, wenn sich in einem Blutgefäß Blutgerinnsel bilden, die nicht sofort wieder völlig aufgelöst werden können und an einer bestimmten Stelle den Blutfluss blockieren. Dies geschieht häufig bei Störungen der Blutgerinnung oder wenn bei einer Herz-*Qi*-Schwäche die Fließgeschwindigkeit des Blutes verlangsamt ist. Oder aber, wenn es durch andere Faktoren (äußere Verletzungen wie etwa Stöße, Prellungen oder Schleudertraumen oder Operationen im Kopfbereich) zu Schäden der Blutgefäße kommt. Die Blutgefäße können aber auch durch degenerative Veränderungen, Entzündungen der Venen oder aber in der Folge von Diabetes, Rauchen oder Tumoren geschädigt sein. Daher sollten lang anhaltende Kopfschmerzen immer schulmedizinisch abgeklärt werden. In jedem dieser Fälle zeigt sich die Blut-Stase durch stechende Schmerzen, die typischerweise immer genau an der Stelle der Blut-Stase auftreten, da dort das Gewebe gereizt wird.

Eine Blut-Stase kann auch in der Folge einer Leber-*Qi*-Stauung oder einer Herz-*Qi*-Schwäche auftreten. Blut kann sich, ähnlich wie Wasser, nicht von alleine bewegen. Um den Blutfluss aufrechtzuerhalten, zu benötigen wir die Kraft des *Qi* – speziell des Herz-*Qi* (in Form des Herzschlags) und des Leber-*Qi* als verteilende Kraft. Bei einer Herz-*Qi*-Schwäche oder einer Leber-*Qi*-Stauung gerät der Blutfluss ins Stocken. Wenn das Blut aber nicht fließt, bilden sich Blutklumpen, die die Leitbahnen und Blutgefäße verstopfen. Die Folge davon sind die oben beschriebenen stechenden Schmerzen. Da der Herzschlag im Schlaf langsamer wird, wird auch unser Blut weniger stark gepumpt. Das hat zur Folge, dass dem Blut in der Nacht der nötige Druck fehlt, um die bestehende Stauung zu umgehen. Daher werden die Kopfschmerzen in der Nacht meist stärker.

In der Chinesischen Medizin stehen sowohl das Blut als auch der weibliche Menstruationszyklus in einem engen Zusammenhang mit dem Lebersystem. Bei Frauen zeigt sich dies darin, dass Kopfschmerzen häufig in einem zeitlichen Zusammenhang mit dem Beginn der Menstruation oder dem Eisprung stehen. Oft leiden Patientinnen mit Blut-Stase auch unter Menstruationsstörungen, etwa einem unregelmäßigen und schmerzhaften Zyklus. Es kommt zu stechenden Schmerzen im Unterleib, und die Monatsblutung ist oft dunkel und klumpig – deutliche Zeichen einer Blut-Stase.

Dunkelblaue Verfärbungen von Gesicht, Lippen und Zunge sind typische Zeichen von schlechter Durchblutung aufgrund von Blut-Stase. Auf der Zunge sind oft noch rote Punkte erkennbar, die die Blut-Stase deutlich sichtbar machen.

Typ 3
Qi- und Blut-Mangel

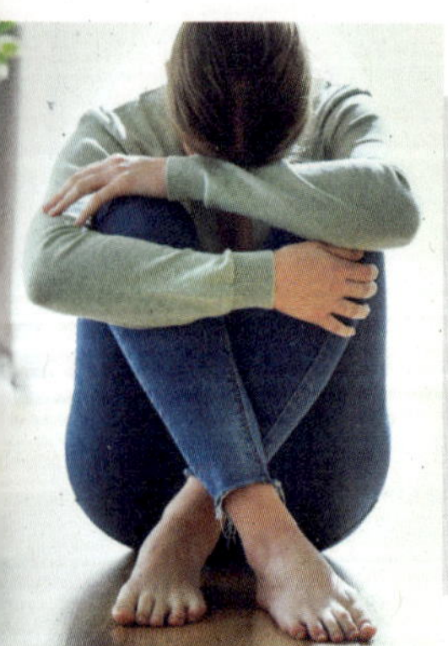

Beschwerden

Chronischer Kopfschmerz und Schwindel, verstärkt nach Belastung/Anstrengung

Begleitsymptome: körperliche und geistige Abgeschlagenheit und Energiemangel, verstärkter und beschleunigter Puls und Herzrasen, Gesichtsblässe, Kurzatmigkeit/Atemnot, Spontanschweiß, blasse Zunge mit weißem Belag

Kopfschmerzen vom *Qi*- und Blut-Mangel-Typ sind meist chronische Kopfschmerzen, die häufig nach Belastung und/oder in Begleitung von Kreislaufstörungen und Schwindel auftreten.

Ein gleichzeitiges Auftreten von *Qi*- und Blut-Mangel ist ein Zustand, der in der Regel als Folge von chronischen oder zehrenden Erkrankungen auftritt oder bei Menschen mit einer schwachen Konstitution zu beobachten ist. In der Regel bildet sich dieses Muster auf einem von zwei Wegen. Entweder kommt es aufgrund eines lang anhaltenden *Qi*-Mangels zu einer Beeinträchtigung der Blutproduktion, die auf Dauer einen Blut-Mangel erzeugt. Oder die Organe, die für die Produktion von *Qi* zuständig sind, können aufgrund eines lang anhaltenden Blut-Mangels nicht versorgt werden, was einen *Qi*-Mangel nach sich zieht.

Bezeichnend für den *Qi*- und Blut-Mangel ist, dass es aufgrund des *Qi*-Mangels im gesamten Körper zu funktionellen Einschränkungen und durch den Blut-Mangel zu einer schlechten Versorgung von Organen und Gewebe kommt.

Das zeigt sich in unterschiedlichsten Symptomen. Werden unsere Muskeln schlecht mit Energie *(Qi)* und Nährstoffen (Blut) versorgt, so büßen wir an Kraft ein und verspüren körperliche Abgeschlagenheit und Energiemangel. Wird unser Gehirn schlecht versorgt, so fühlen wir uns geistig müde, unkonzentriert, machen häufig Flüchtigkeitsfehler oder leiden an einem schlechten Gedächtnis. Ein verstärkter und beschleunigter Puls und Herzrasen sind typische Zeichen von Blut-Mangel, da das Herz versucht, die Menge des beförderten Blutes aufrechtzuerhalten. Und da aufgrund des Blut-Mangels mit jedem Herzschlag nur eine geringe Menge an Blut befördert werden kann, muss das Herz schneller und öfter schlagen, um die benötigte Menge in den Blutkreislauf zu pumpen. Diese Mehrbelastung des Herzens führt zu einer Störung des Geistes *(Shen)*, der nach chinesischer Vorstellung im Herzen wohnt. Zeichen eines gestörten Geistes sind unter anderem Unruhe, Nervosität, Schlafstörungen und Angstzustände.

Durch den generellen Blut-Mangel wird unsere Haut schlecht durchblutet und verliert an Farbe und Feuchtigkeit, was sich durch Gesichtsblässe und Hauttrockenheit bemerkbar macht.

Durch den generellen *Qi*-Mangel wird auch unser Lungen-*Qi* geschwächt, was sich in Kurzatmigkeit und Atemnot zeigt. Unser *Qi* hat die Funktion, die Körperoberfläche zu festigen und die Hautporen zu schließen. Bei einem *Qi*-Mangel können sich die Poren nicht mehr richtig verschließen, und es kommt zu vermehrtem Schwitzen selbst bei geringen Anstrengungen oder sogar zu spontanen Schweißausbrüchen ohne ersichtliche Gründe.

Eine blasse Zunge mit weißem Belag zeigt deutlich den Mangel-Zustand unseres Körpers an.

Typ 4
Schleim-Nässe

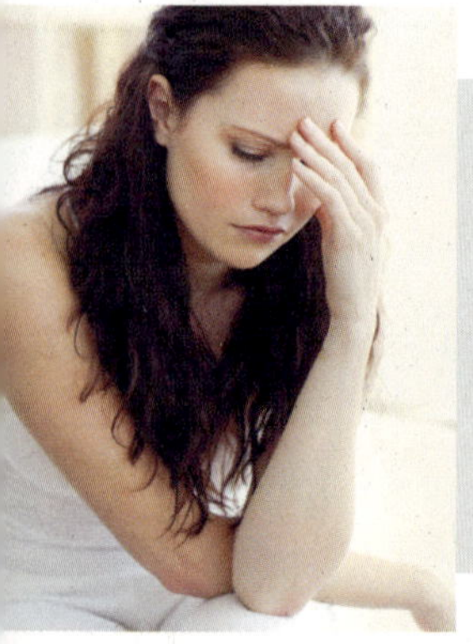

Beschwerden

Dumpf-drückender Kopfschmerz mit Schweregefühl und Benommenheit

Begleitsymptome: Wetterfühligkeit, Völlegefühl und Druckempfinden im Brustkorb und Bauch, Übelkeit und Aufwürgen oder Erbrechen von Schleim, ggf. gedunsene Zunge mit Zahneindrücken und einem weiß-klebrigen Zungenbelag

Kopfschmerzen aufgrund von Schleim-Nässe sind gekennzeichnet durch dumpf-drückende Schmerzen, ein Schweregefühl des Kopfes und Benommenheit, als wäre man »betrunken« oder hätte »Watte im Kopf«.

Schleim-Nässe ist einer der Hauptgründe für Kopfschmerzen. Sie entsteht durch eine Störung von Milz und Magen, das heißt unserer Verdauung und unserem Stoffwechsel. Wenn wir unregelmäßige Essgewohnheiten haben, zu große Mengen zu uns nehmen (über den Hunger essen) oder gewohnheitsmäßig ein Zuviel an fettigen, deftigen oder süßen Speisen verzehren, dann schädigen wir unsere Mitte, genauer unser Milz-*Qi*. Ein weiterer Grund für die Entstehung von Schleim-Nässe können chronische Magen-Darm-Beschwerden oder Stoffwechselstörungen sein, die mit einer Milz-*Qi*-Schwäche einhergehen. Bei einer Milz-*Qi*-Schwäche werden die Umwandlung und die Verteilung von Flüssigkeiten im Körper eingeschränkt. Dadurch kommt es zu Ansammlungen und Stauung von Flüssigkeiten in unterschiedlichen Bereichen des Körpers. Die klaren Flüssigkeiten werden immer mehr eingedickt und verschlackt, und es kommt zur Bildung von Schleim-Nässe.

Diese Schleim-Nässe ist von Natur aus zäh und klebrig und behindert überall dort, wo sie festsitzt, den freien *Qi*-Fluss. Setzt sich die Schleim-Nässe im Kopf ab, so verspüren wir dumpf-drückende Kopfschmerzen mit einem Schweregefühl und Benommenheit, das von Betroffenen häufig als ein Zustand der »Trunkenheit« oder wie »Watte im Kopf« beschrieben wird. Das liegt zum einen daran, dass der Fluss von *Qi* und Blut durch die Schleim-Nässe behindert wird, und zum anderen daran, dass das Innere unseres Kopfes im übertragenen Sinne verschleimt ist. Und da Schleim-Nässe sehr zäh ist, fällt es uns schwer, uns an Druckveränderungen bei einem Wetterumschwung anzupassen. Das resultiert dann in einer mehr oder weniger stark ausgeprägten Wetterfühligkeit: Die Kopfschmerzen werden abhängig von klimatischen Verhältnissen stärker, etwa bei Föhn oder schwülem Wetter.

Da der Grund für die Bildung von Schleim-Nässe in einer Störung der Mitte, genauer einer Milz-*Qi*-Schwäche, liegt, kommt es auch im Brustkorb und Bauch zu einer Ansammlung von Schleim-Nässe, die den *Qi*-Fluss blockiert und zu Völlegefühl und Druckempfinden führt. Wie ein »umkippendes« stehendes Gewässer werden die stagnierenden Flüssigkeiten im Magen-Darm Bereich modrig und faulig. In der Chinesischen Medizin wird dies als »trübe Säfte« bezeichnet, die den natürlichen, abwärts gerichteten *Qi*-Fluss unseres Verdauungstraktes stören. Wir bemerken dies an Übelkeit. Die von oben eingeführte Nahrung kann aufgrund der Blockade durch die Schleim-Nässe nicht mehr durch den Verdauungstrakt geschleust werden. Also versucht unser Körper, sich zu entlasten, indem er den *Qi*-Fluss umkehrt. Die Folge davon ist vermehrtes Aufstoßen, das Aufwürgen von Schleim oder sogar Erbrechen.

Typische Zeichen von Schleim-Nässe im Körper sind eine geschwollen wirkende Zunge mit Zahneindrücken an der Seite und ein klebriger Zungenbelag.

Typ 5
Nieren-Schwäche

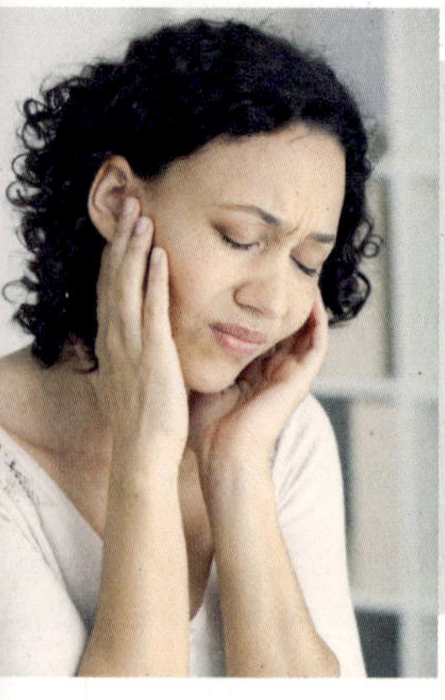

Beschwerden

Dumpf-dröhnender und anhaltender Kopfschmerz

Begleitsymptome: Schwindel und Tinnitus, Verstärkung der Beschwerden nach Belastung, Schlafstörungen, Vergesslichkeit, Schmerzen und Schwächegefühl der Knie und des unteren Rückens, häufiges Wasserlassen, Potenzstörungen beim Mann, vaginaler Ausfluss bei der Frau, die Zunge kann glatt und ohne Belag oder sehr blass sein

Kopfschmerzen vom Typ der Nieren-Schwäche sind ein chronischer Zustand, der häufig mit anderen Beschwerden wie Schwindel und Tinnitus einhergeht.

Eine Nieren-Schwäche entsteht, wenn über einen langen Zeitraum hinweg die Reserven unseres Körpers verbraucht und nicht wieder aufgefüllt werden. Chronische Krankheiten, viele oder schwere Geburten, Alter und Langzeitmedikamenteneinnahme verbrauchen besonders viel nährendes *Yin* und Nieren-Essenz, was letztlich zu einer Schädigung des Nieren-*Qi* führt.

All das kann uns »an die Nieren gehen« und dafür sorgen, dass unser Körper nicht die notwendigen Ressourcen hat, um unser Gehirn mit *Qi*, Blut und Nährstoffen zu versorgen. Dieser Mangel-Zustand führt zu einem dumpf dröhnenden Kopfschmerz, »als ob das Gehirn schmerzt«. Eines der Merkmale des Nieren-Schwäche-Kopfschmerzes ist, dass es sich häufig um einen unterschwelligen Schmerz handelt, der zwar nicht sehr stark, aber kontinuierlich zu spüren ist. Betroffene beschreiben diese Art Kopfschmerz oft so, dass er sich »leer« anfühle. Durch den Mangel-Zustand im Kopfbereich ist nicht nur unser Gehirn betroffen. Auch unsere Sinnesorgane wie unsere Ohren können in diesem Zustand nicht ausreichend versorgt werden. Daher kommt es begleitend zum Kopfschmerz häufig zu Schwindel und Tinnitus.

Das Gehirn wird als die Residenz unseres Geistes angesehen. Kann diese Residenz nicht gepflegt werden, dann kann unser Geist auch nicht zur Ruhe kommen, und wir leiden unter Schlafstörungen und Vergesslichkeit. In schweren Fällen leiden Betroffene zusätzlich noch an *Qi*- und Blut-Mangel-Zeichen wie Müdigkeit, Antriebslosigkeit oder Kurzatmigkeit. Da der Nieren-Schwäche-Kopfschmerz aufgrund einer ganzkörperlichen Mangelsituation entstanden ist, ist es nicht verwunderlich, dass körperliche oder geistige Anstrengung zu einer Verschlechterung des Zustands führt. Der Grund liegt darin, dass die wenigen Ressourcen, die dem Körper zur Verfügung stehen, durch andere Prozesse (z. B. eine erhöhte Arbeitsbelastung oder eine starke Stresssituation) verbraucht werden. Die Folge davon ist, dass jetzt sogar noch weniger *Qi*, Blut und Nährstoffe für die Versorgung unseres Gehirns zur Verfügung stehen, was den Kopfschmerz und die Begleitsymptome verstärkt.

Die Nieren liegen im unteren Rücken und stabilisieren und versorgen diesen Bereich. Daher sind Schmerzen und ein Gefühl von Schwäche im unteren Rücken (Kreuzschmerzen) typische Zeichen einer Nieren-Schwäche. Die Nieren sind auch für den Aufbau und die Stabilität unserer Knochen zuständig. Bei einer Nieren-Schwäche verlieren unsere Knochen an Stabilität. Besonders merken wir dies an beginnenden Knieschmerzen.

Das Nieren-*Qi* kontrolliert und reguliert den Harndrang. Urologische Störungen wie häufiges oder nächtliches Wasserlassen oder Harninkontinenz deuten darauf hin, dass das Nieren-*Qi* seine bewahrende Speicherfähigkeit eingebüßt hat und den Urin nicht mehr oder nur noch bedingt halten kann.

Das Nieren-*Qi* ist auch der Träger unserer Essenz (*Jing*, siehe Seite 31) und hat die Kontrolle über die Funktion unserer Geschlechtsorgane. Bei einer Nieren-*Qi*-Schwäche kann es bei

Männern zu erektiler Dysfunktion wie Potenzstörungen, Erektionsstörungen, frühzeitiger Ejakulation oder Impotenz, kommen. Bei Frauen zeigt sich eine Nieren-*Qi*-Schwäche an vermehrtem vaginalen Ausfluss, Menstruationsstörungen oder Störungen während der Schwangerschaft (z. B. instabile Schwangerschaften oder Fehlgeburten).

Die Zunge spiegelt die *Qi*-Schwäche wider und wirkt oft blass. Das glatte Erscheinungsbild der Zunge deutet auf einen Mangel von Nieren-*Yin* hin.

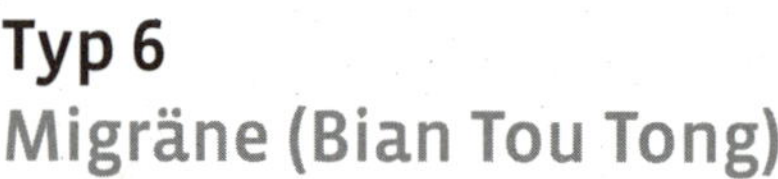

Typ 6
Migräne (Bian Tou Tong)

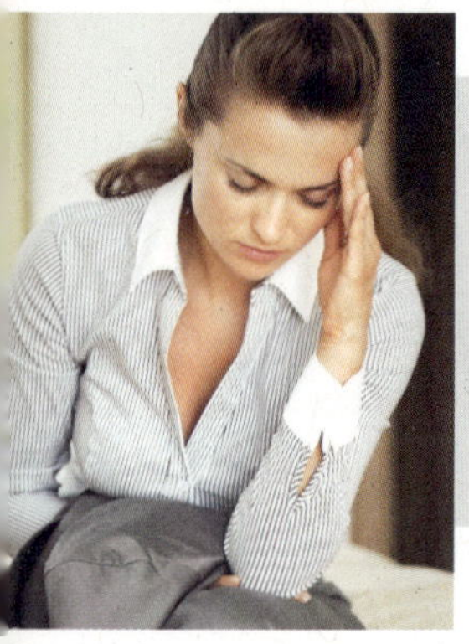

Beschwerden

Einseitige pochende, stechende oder dröhnende Kopfschmerzen mit anfallsartigem Auftreten, Überempfindlichkeit gegen Licht, Geräusche und Gerüche

Begleitsymptome: Müdigkeit, Appetitlosigkeit, Übelkeit und Erbrechen

Migräne ist neben dem Spannungskopfschmerz die zweithäufigste Kopfschmerzart. Sie ist gekennzeichnet von anfallsartigen Attacken, die in bestimmten Zeitabständen auftreten und zwischen vier Stunden und mehreren Tagen andauern können. Typischerweise ist nur eine Kopfhälfte von den Schmerzen betroffen. In der Regel kommt es begleitend zu Licht- und Geräuschempfindlichkeit, Appetitlosigkeit, Übelkeit und Erbrechen.

Die Chinesische Medizin sieht die Entstehung von Migräne in anfallsartig aufkommendem Leber-Wind sowie in Stauungen von Blut, *Qi* oder Schleim-Nässe innerhalb der Gallenblasen-Leitbahn. Einer der Hauptgründe dafür, dass Leber-Wind entstehen kann, liegt an einem *Yin*- und Blut-Mangel. Frauen leiden zwei- bis dreimal mehr an Migräne als Männer, denn das Absinken des Östrogenspiegels kurz vor der Periode geht mit einer Abnahme von *Yin* und Blut einher und gilt bei Frauen als typischer Auslöser von Attacken.

Leber und Gallenblase sind nicht nur anatomisch eng miteinander verbunden, sondern zählen in der Theorie der Wandlungsphasen beide zum Element Holz. Hierbei verkörpert die Leber den nährenden *Yin*-Aspekt und die Gallenblase den bewegenden *Yang*-Aspekt. Gerade bei einem Migräneanfall wird diese Verbindung zwischen Leber und Gallenblase deutlich, da sowohl Wind-Symptome aus dem Lebersystem als auch Stauungszeichen der Gallenbasen-Leitbahn zu beobachten sind.

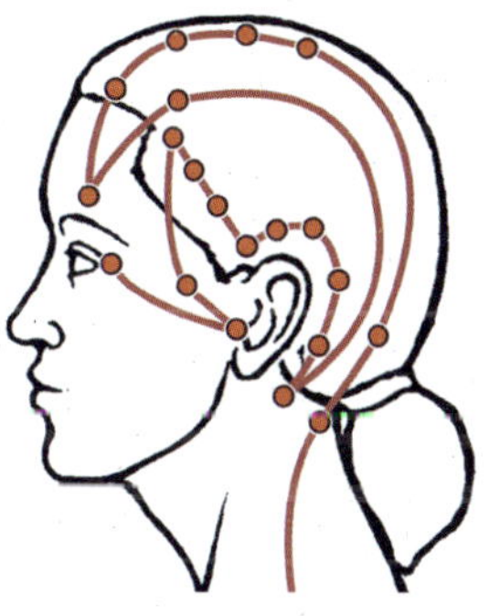

Verlauf der Gallenblasen-Leitbahn am Kopf

Die Gallenblasen-Leitbahn verläuft seitlich des Körpers von den Beinen über die Rippenbögen nach oben und durchzieht Schulter und Nacken. Im Kopfbereich verläuft sie seitlich um die Ohren, zieht zu den Schläfen und endet an den Augen. Bei Migräne kommt es anfallsartig zu einem starken Aufkommen von Leber-*Yang*, das durch seine heftigen Bewegungen Wind erzeugt und entweder links oder rechts entlang der Gallenblasen-Leitbahn nach oben in den Schädel schießt. Durch seine starken und unruhigen Bewegungen kommt es dabei zu pochenden oder dröhnenden Kopfschmerzen. Dabei wird das Empfinden oft wie ein »Gewitter im Kopf« beschrieben, wobei der Leber-Wind für den Sturm sorgt und das unkontrolliert aufsteigende *Yang* Blitze auslöst. Besteht im Bereich der Gallenblasen-Leitbahn zusätzlich eine Blut-Stase, so können auch stechende, nadelstichartige Schmerzen auftreten, bei Stauungen aufgrund von Schleim-Nässe zusätzlich dumpf-drückende Schmerzen.

Die Augen werden als das Sinnesorgan der Leber gesehen und haben eine enge Verbindung zur Leber und zur Gallenblasen-Leitbahn. Die Ohren sind das Sinnesorgan der Niere und liegen im Leitbahn-Verlauf der Gallenblase. Die Reizweiterleitung von den Sinnesorganen zum Gehirn ist eine *Yang*-Funktion. Durch die *Yang*-Überaktivität im Lebersystem sowie im Verlauf der Gallenblasen-Leitbahn wird die Reizweiterleitung von den Sinnesorganen zum Gehirn übersteuert, was in Licht oder Geräuschempfindlichkeit resultiert. Dieser Effekt ist damit vergleichbar, wenn ein Hifi-Verstärker mit zu hoher Spannung überlastet wird, sodass bei der Wiedergabe Verzerrungen im Klang auftreten. In manchen Fäl-

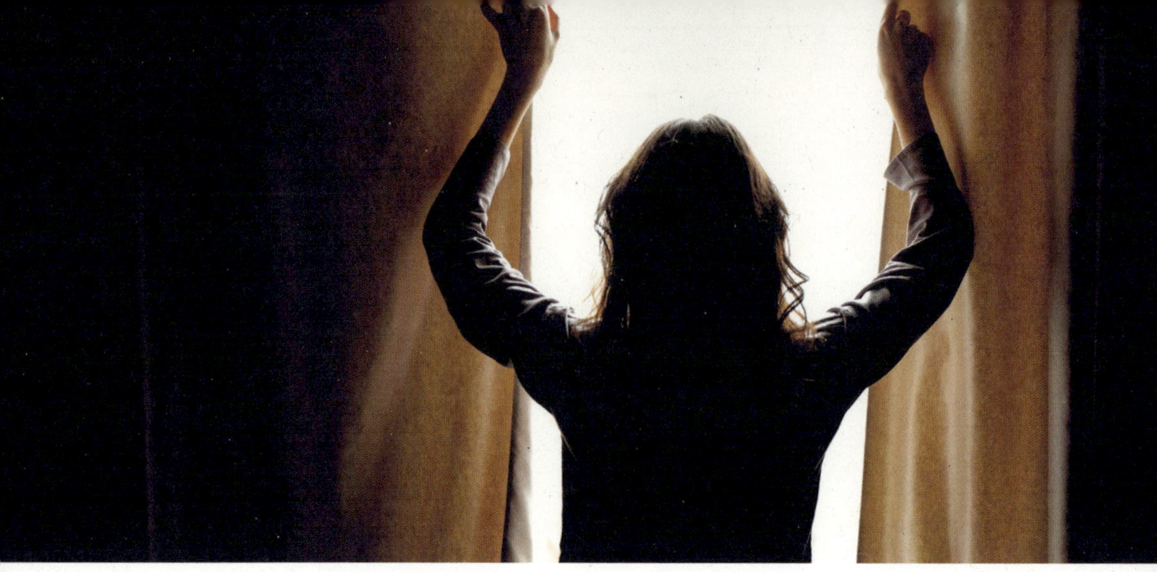

len kommt es auch zu einer erhöhten Empfindlichkeit gegenüber Gerüchen. Daher wollen sich Betroffene meist ausruhen und ins Dunkle zurückziehen. Jegliche körperliche Aktivität oder Reizaufnahme regt die *Yang*-Bewegungen noch weiter an und steigert die Schmerzintensität meist zusätzlich.

Da es innerhalb unseres Tagesrhythmus, ähnlich der Gezeiten des Meeres, eine natürliche Zu- und Abnahme von *Yin* und *Yang* gibt, hat auch die Tageszeit einen Einfluss auf Migräne. In den frühen Morgenstunden erwacht unser *Yang*: Es beginnt sich auszubreiten und steigt wie die Morgensonne auf. Die natürliche Zunahme der *Yang*-Energien im Tagesverlauf verstärkt die inneren *Yang*-Bewegungen. So beginnen die meisten Migräne-Attacken auch morgens und verstärken sich im Tagesverlauf.

Innerhalb unserer Organsysteme besteht ein balanciertes Wechselspiel zwischen den Organen des Erd-Elements (Milz, Magen) und dem Holz-Element (Leber, Gallenblase). Dabei stellt das Element Erde eine Art Schutzwall gegen das Element Holz dar, um Übergriffe wie zum Beispiel übermäßigen Leber-Wind zu bändigen. Im Fall einer Migräne ist die Energie des Leber-*Yang* und des daraus entstandenen Leber-Winds jedoch so groß, dass sie den Schutzwall einfach niederreißt und darüber hinwegfegt. Zusätzlich zapft die Leber auch noch das Milz-*Qi* an, um genügend Energie für das exzessive Ausstoßen von Leber-*Yang* und Leber-Wind zu generieren. Die Folge davon ist ein geschädigtes Milz-*Qi*, was Müdigkeit und Appetitlosigkeit zur Folge hat. Dieser Energie-Mangel zieht sich durch die gesamte Migräne-Episode. Selbst nach dem Abklingen der Migräne sind Betroffene in der Regel abgespannt, müde und erschöpft. Bis zur vollständigen Erholung dauert es oft bis zu 24 Stunden.

Der natürliche *Qi*-Fluss des Magens verläuft entlang unserer anatomischen Struktur von oben nach unten. Wenn der aufsteigende Leber-Wind in unseren Magen eindringt, dann sorgt er für eine unnatürliche Umkehr des *Qi*-Flusses. Der Inhalt unseres Magens wird sozusagen vom Wind erfasst und nach oben getragen, was zu Übelkeit und Erbrechen führt.

Einer von zehn Betroffenen verspürt zusätzlich eine sogenannte Aura: Circa eine halbe Stunde vor der Migräneattacke kann es zu Sehstörungen oder anderen Symptomen wie einem Taubheitsgefühl im Mund, »Ameisenkribbeln« im Arm, Lähmungserscheinungen in Armen und Beinen oder Sprachstörungen kommen. Diese Zeichen deuten meist darauf hin, dass der beginnende Leber-Wind Strukturen und Leitbahnen, die bereits durch *Qi*- und Blut-Mangel geschwächt sind, beeinflusst.

Bei Kindern tritt Migräne manchmal beidseitig und auch nur in geringer Ausprägung auf, ist aber oft von starker Übelkeit und Brechreiz oder auch von Bauchschmerzen begleitet. Mit der Festigung der Balance zwischen *Yin* und *Yang* nach der Pubertät kommt es bei einem Großteil der Kinder zu einer deutlichen Besserung oder sogar zum Verschwinden der Migräne.

Dies sind die verschiedenen Typen von Kopfschmerzen gemäß der Einteilung nach TCM-Mustern. Nun können Sie den nächsten Schritt machen und bestimmen, zu welchem Typ Sie gehören. In der folgenden Übersicht finden Sie in der linken Spalte Fragen zu Ihren Beschwerden, in der rechten Spalte steht die Diagnose, also das passende TCM-Disharmoniemuster. Wenn Sie im Buch ein paar Seiten zurückblättern, finden Sie als Gedächtnisstütze bei jedem Muster eine Liste der häufigsten Beschwerden.

Bitte beachten Sie, dass Sie bei starken Beschwerden unbedingt einen Arzt oder TCM-Therapeuten aufsuchen sollten.

Selbsttest zur Kopfschmerzdiagnose

Beschwerden	Diagnose	Typ
Haben Sie spannend-drückende Kopfschmerzen?	Aufsteigendes Leber-*Yang*	Fülle-Typ
Sind Sie nervös und leicht gereizt?		
Verspüren Sie bei Kopfschmerzen ein Gefühl aufsteigender Hitze?		
Leiden Sie unter Schlafstörungen?		
Haben Sie stechende Kopfschmerzen?	Blut-Stase	Fülle-Typ
Sind die Kopfschmerzen an einer fixen Stelle?		
Werden die Kopfschmerzen nachts stärker?		
Besteht ein Zusammenhang mit der Menstruation?		
Leiden Sie unter chronischen Kopfschmerzen?	*Qi*- und Blut-Mangel	Mangel-Typ
Verspüren Sie häufig Schwindel?		
Verstärkt sich der Kopfschmerz nach Belastung?		
Fehlt Ihnen die Energie, um den Alltag »anzupacken«?		
Haben Sie dumpf-drückende Kopfschmerzen?	Schleim-Nässe	Mangel-Typ
Verspüren Sie Benommenheit und Wetterfühligkeit?		
Haben Sie häufig ein Völlegefühl und Druckempfinden in Brustkorb und Bauch?		
Sind Sie oft verschleimt?		
Haben Sie dumpf-dröhnende und anhaltende Kopfschmerzen?	Nieren-Schwäche	Mangel-Typ
Kommt es neben dem Kopfschmerz zu Schwindel und Tinnitus?		
Haben Sie Schmerzen oder ein Schwächegefühl im Kreuz und/oder in den Knien?		
Müssen Sie nachts häufig auf die Toilette?		
Führen Sie eine Langzeittherapie z. B. mit Kortison oder Psychopharmaka durch?		

Haben Sie einseitigen Kopfschmerz?	Migräne (Bian Tou Tong)	Fülle-Typ
Tritt Ihr Kopfschmerz anfallsartig in bestimmten Zeitabständen auf?		
Kommt es neben dem Kopfschmerz zu Appetitlosigkeit, Übelkeit und Erbrechen?		
Verspüren Sie Geräusch- und Lichtempfindlichkeit?		
Tritt der Kopfschmerz häufig vor Beginn der Menstruation auf?		

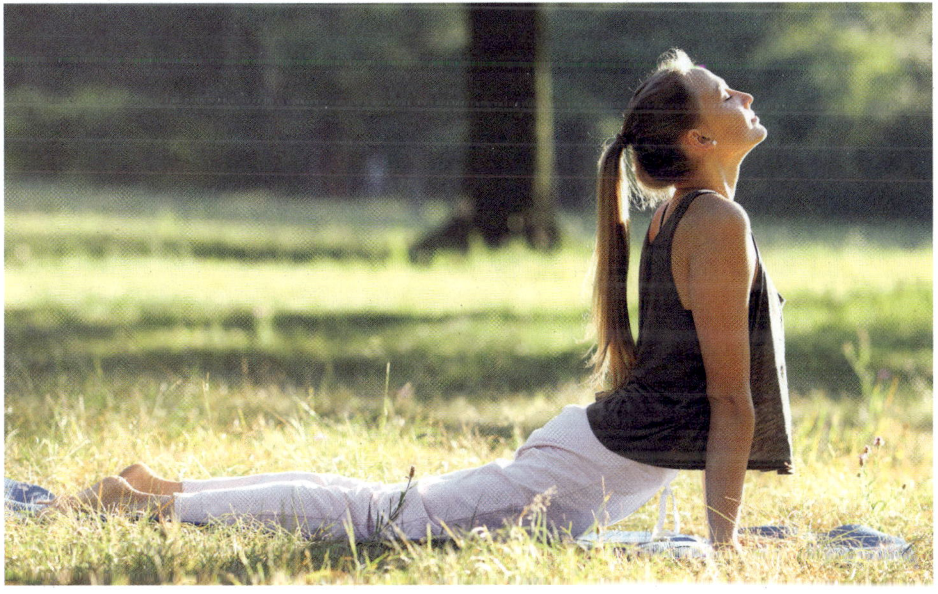

Die Selbstdiagnose ist die Grundlage dafür, die passenden Selbstbehandlungsmaßnahmen zu finden. Dazu gehört in erster Linie eine Ernährungsumstellung nach den Regeln der Fünf-Elemente-Ernährung. Als unterstützende Maßnahmen finden Sie im Buch außerdem spezielle Qigong-Übungen und Selbstmassagetechniken.

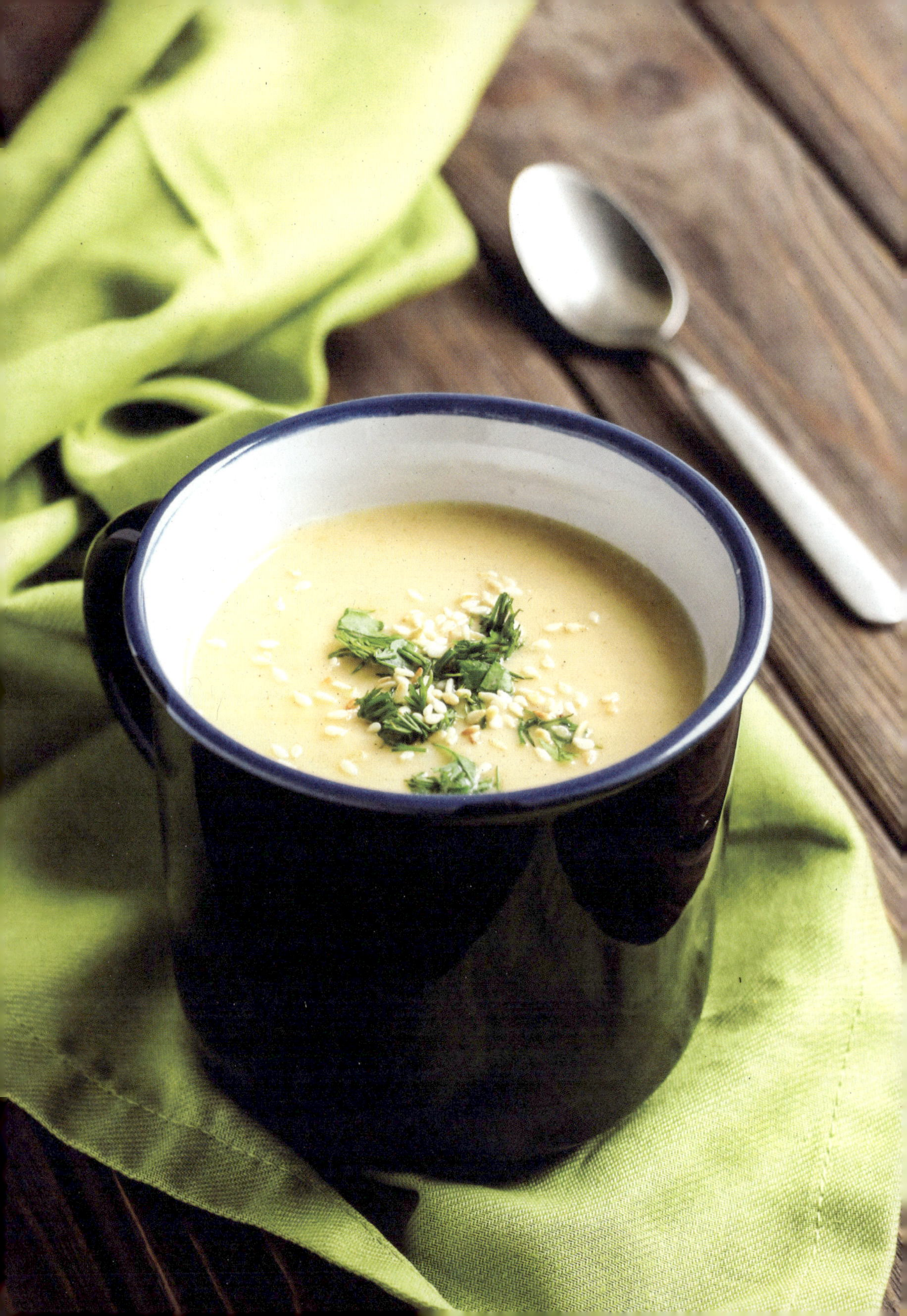

营养

Mit der Fünf-Elemente-Ernährung Kopfschmerz lindern und beseitigen

Eine ausgewogene und individuell angepasste Ernährung führt ohne Zweifel zu mehr Wohlbefinden bei starken oder chronischen Schmerzen. Die chinesische Ernährungslehre bietet die Möglichkeit, über die gezielte Verwendung von Lebensmitteln ein vorhandenes Ungleichgewicht auszubalancieren und so bei der Wurzel des Schmerzes anzusetzen. Vor allem langfristig kann die Fünf-Elemente-Ernährung ein wichtiger Baustein für Schmerzfreiheit und Linderung der Beschwerden sein.

Ernährungsstrategien bei Kopfschmerzen

Die Fünf-Elemente-Ernährung bietet individuelle Strategien gegen die unterschiedlichen Typen von Kopfschmerz. Mit geeigneten Lebensmitteln können Sie der Fülle- oder Mangelursache gegensteuern, die geschwächten Organe (Milz, Niere) stärken und die Leber beruhigen und entstauen. Welche Lebensmittel hierzu geeignet sind, ergibt sich aus den Eigenschaften, die die Chinesische Medizin den Lebensmitteln zuschreibt. Diese sind – genau wie Arzneimittel – durch ihre Thermik und ihre Geschmacksrichtungen charakterisiert, die im Körper spezifische Wirkungen entfalten.

Die thermische Wirkung von Lebensmitteln

In der Chinesischen Medizin wird den Lebensmitteln eine thermische Wirkung zugeordnet: Es gibt Lebensmittel, die uns entweder erwärmen oder aber abkühlen. Im Grunde brauchen wir nur auf unseren Körper zu hören. Im Winter bevorzugen wir generell mehr Gekochtes, wie Gemüsesuppen, Eintöpfe oder Wurzelgemüse, und im Sommer erfreuen wir uns an erfrischenden kühlenden Zutaten wie Tomaten und Gurken.

Hier finden Sie eine Übersicht über die thermische Wirkung der Lebensmittel.

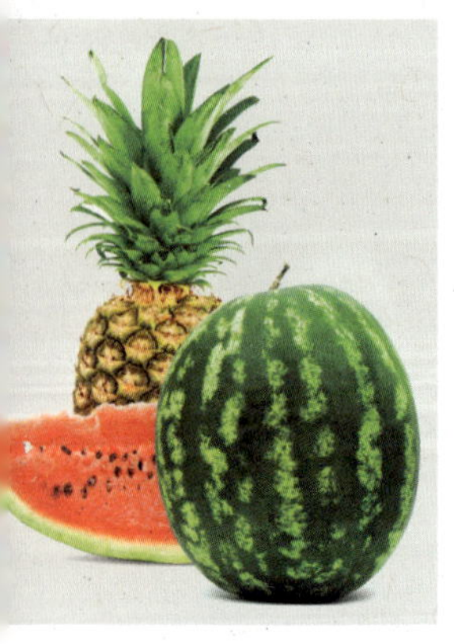

Kalte Lebensmittel

Kalte Lebensmittel

Als kalte Lebensmittel gelten Südfrüchte, Bananen, Tomaten, Gurken und Melonen. Sie wachsen ursprünglich in klimatisch heißen Gebieten und helfen den dort beheimateten Menschen, die sie umgebende Hitze besser auszugleichen. Sie kühlen den Körper sehr stark ab und helfen, überschüssige Hitze im Körper abzubauen. Kalte Lebensmittel sollten bei uns nur in kleinen Mengen und hauptsächlich in der warmen Jahreszeit konsumiert werden. Menschen, die häufig frieren oder Kopfschmerzen aufgrund von *Qi*- und Blut-Mangel haben, sollten diese Lebensmittel meiden.

Kühlende Lebensmittel

Kühlende Lebensmittel sollten wir das ganze Jahr über zu uns nehmen. Sie unterstützen uns dabei, Blut und Körperflüssigkeiten zu bilden, befeuchten das Gewebe und die Schleimhäute. In den heißen Monaten helfen uns kühlende Lebensmittel, die durch das Schwitzen verloren gegangenen Flüssigkeiten und Mineralien wieder aufzubauen. In den kalten Wintermonaten empfiehlt es sich, diese Nahrungsmittel in gekochtem Zustand zu verwenden. Zu dieser Gruppe gehören viele Gemüsesorten, einheimische Früchte und Salate, aber auch Milchprodukte. Kopfschmerzpatienten vom Schleim-Nässe-Typ sollten Milchprodukte meiden, da diese die Schleimbildung im Körper verstärken können.

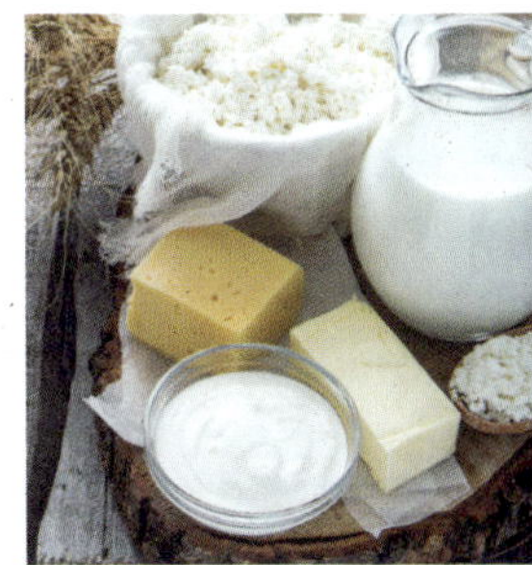

Kühlende Lebensmittel

Neutrale Lebensmittel

Neutrale Lebensmittel haben mengenmäßig die größte Bedeutung für unsere Ernährung, denn sie können in größeren Mengen zu jeder Jahreszeit genossen werden. Zu dieser Gruppe gehören fast alle Getreidesorten, Hülsenfrüchte, Wurzelgemüse, Pilze und Nüsse. Sie stärken das *Qi* (Lebensenergie) und wirken ausgleichend.

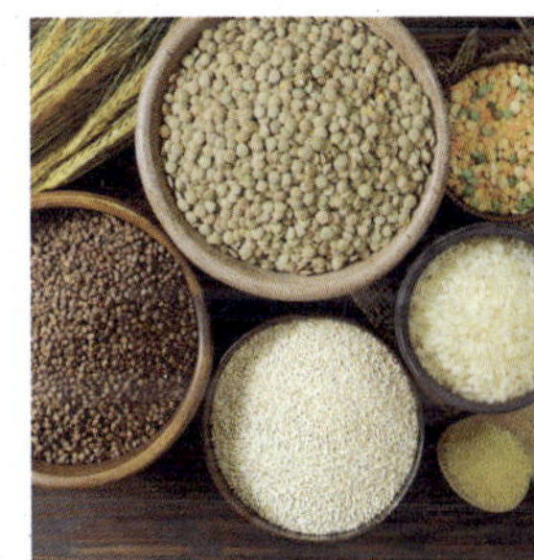

Neutrale Lebensmittel

Warme Lebensmittel

Diese Lebensmittel wirken leicht erwärmend und dynamisierend. Sie sollten zusammen mit neutralen Lebensmitteln besonders im Herbst und Winter verzehrt werden und tun Menschen mit Diagnosen des Mangel-Typs besonders gut. Je kalter die Temperaturen draußen sind, desto mehr brauchen wir diese wärmenden Zutaten. Zu den warmen Lebensmitteln zählen fast alle frischen und getrockneten Kräuter, die meisten Gewürze, Trockenfrüchte, Lauch, Meerrettich und Zwiebeln. Bei Kopfschmerzen aufgrund von aufsteigendem Leber-*Yang* gilt es, diese Zutaten zu meiden oder mit kühlenden Lebensmitteln zu kombinieren, um die erhitzende Wirkung auszugleichen.

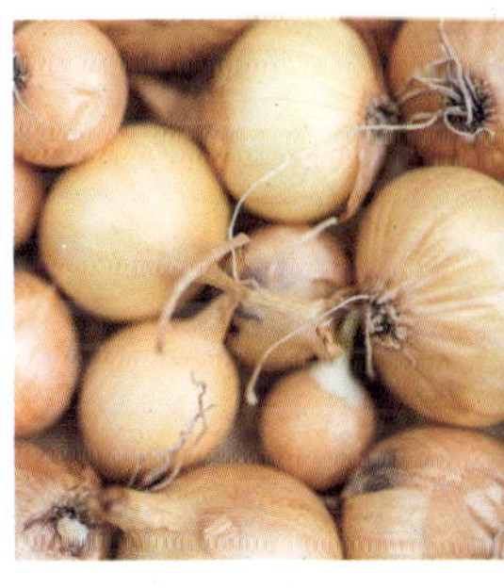

Warme Lebensmittel

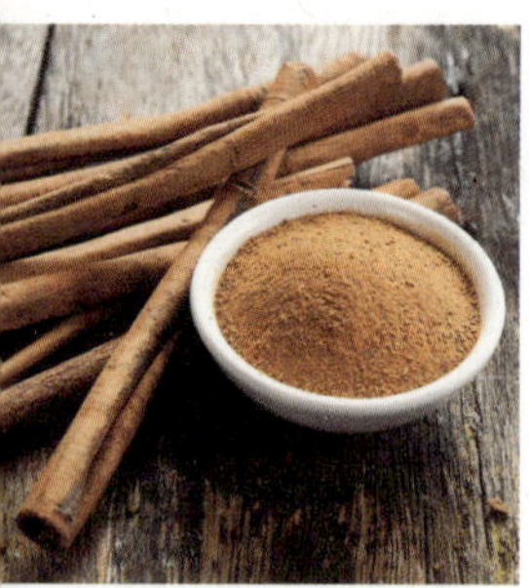

Heiße Lebensmittel

Heiße Lebensmittel

Heiße Lebensmittel sollten nur in kleinen Mengen verwendet werden, da sie sonst innere Hitze auslösen. Im Winter helfen sie, den Körper vor Kälte zu schützen. In diese Gruppe gehören Zutaten wie scharfe Gewürze, Zimt, hochprozentiger Alkohol, Knoblauch, gegrilltes Fleisch und Lamm. Wenn Sie unter aufsteigendem Leber-*Yang* leiden, sollten Sie diese Lebensmittel meiden, weil sonst die Beschwerden verstärkt werden.

Fünf Elemente – fünf Geschmacksrichtungen

Neben der thermischen Wirkung sind in der Fünf-Elemente-Küche auch die Geschmacksrichtungen wichtig. Die fünf Elemente bzw. Wandlungsphasen Holz, Feuer, Erde, Metall und Wasser stehen jeweils für einen bestimmten Geschmack. Die Geschmacksrichtungen sauer, bitter, süß, scharf und salzig finden sich in diesem Fünf-Elemente-System wieder und werden auch den einzelnen Organen zugeordnet. Es gilt, die Geschmacksrichtungen ausgewogen zu verbinden, damit der Körper im Gleichgewicht bleibt. Grundsätzlich sollte in jeder Speise jede Geschmacksrichtung vorhanden sein. Das bedeutet, aus jedem Element sollte mindestens eine Zutat verwendet werden (daher kommt auch der Name Fünf-Elemente-Küche). Das garantiert, dass jedes Organ angesprochen und gut versorgt wird. Im Krankheitsfall hat man die Möglichkeit, über die Geschmacksrichtung auf das betroffene Organsystem einzuwirken.

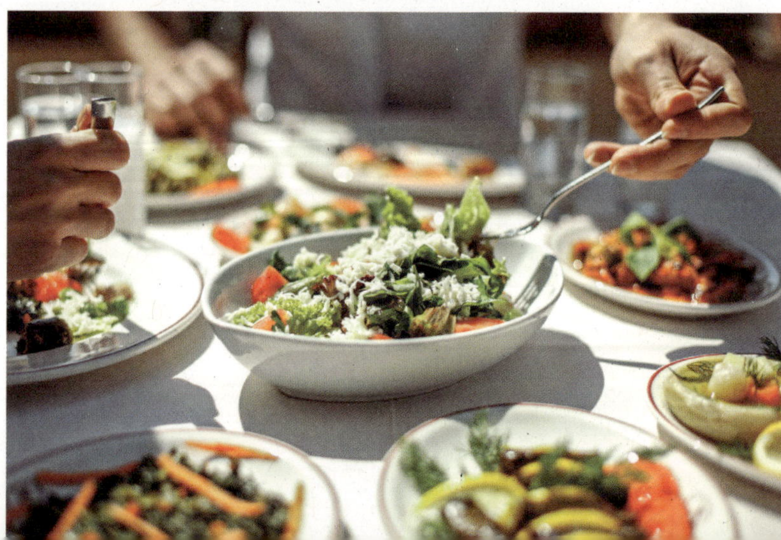

Zuordnung von Geschmack und Organwirkung zu den Wandlungsphasen

Element	Geschmacks-richtung	Organwirkung
Holz	sauer	Leber, Gallenblase
Feuer	bitter	Herz, Dünndarm
Erde	süß	Milz, Magen
Metall	scharf	Lunge, Dickdarm
Wasser	salzig	Niere, Blase

Element Holz (sauer)

In diese Kategorie gehören Lebensmittel mit saurem Geschmack, wie Essig, Zitrusfrüchte, Sauerkraut, säuerliche Äpfel und Beeren. Der saure Geschmack hat eine zusammenziehende (adstringierende) Wirkung und wird bei Nachtschweiß, Schwitzen aufgrund von Schwäche, nach der Geburt oder Harnverlust therapeutisch eingesetzt. Bei Leber-Kopfschmerz-Pathologien, vor allem in Kombination mit Stress, ist oft ein starkes Bedürfnis nach sauren oder knackigen rohen Äpfeln vorhanden. Dem sollte aber nicht im Übermaß nachgegeben werden, weil sich sonst die dahinterliegende Leber-*Qi*-Stauung verstärkt. Ein Apfel als Nachtisch – nach dem (gekochten) Mittagessen – ist aber für viele Betroffene wohltuend und empfehlenswert.

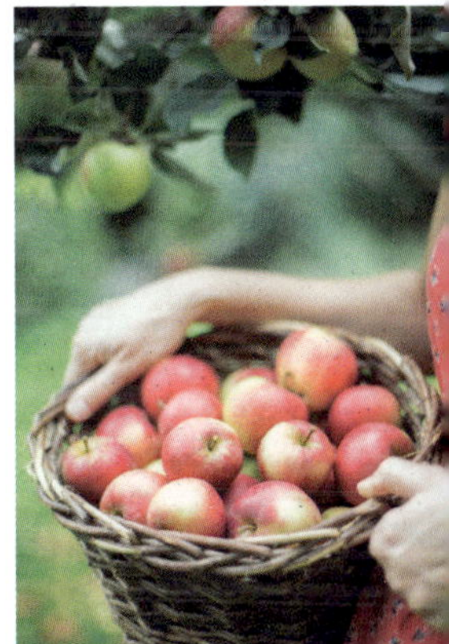

Der saure Geschmack

Element Feuer (bitter)

Der bittere Geschmack der dem Feuer zugeordneten Lebensmittel wirkt austrocknend, eliminierend und ausleitend (z. B. bei Nässe und Schleim), was vor allem bei Kopfschmerzen des Typs Schleim-Nässe unterstützend ist. Mäßig Bitteres fördert den Aufbau von Herz-*Yin*, unterstützt die Bildung von Blut und Körperflüssigkeiten und ist eine gute Wahl bei Kopfschmerzen aufgrund von *Qi*- und Blut-Mangel. Ein Extrembeispiel für den bitteren Geschmack ist

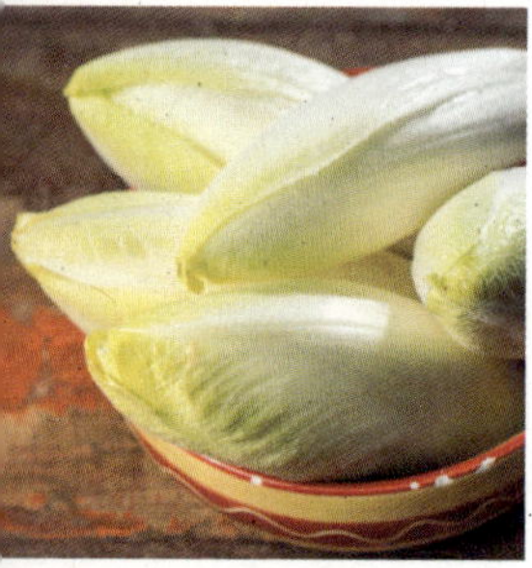

Der bittere Geschmack

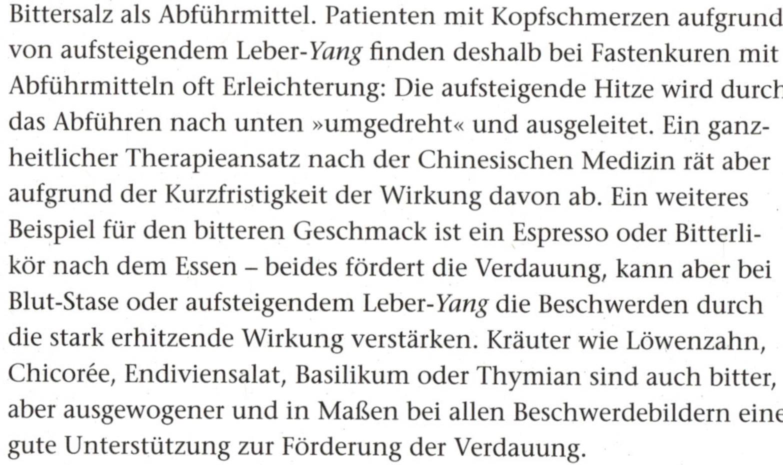

Bittersalz als Abführmittel. Patienten mit Kopfschmerzen aufgrund von aufsteigendem Leber-*Yang* finden deshalb bei Fastenkuren mit Abführmitteln oft Erleichterung: Die aufsteigende Hitze wird durch das Abführen nach unten »umgedreht« und ausgeleitet. Ein ganzheitlicher Therapieansatz nach der Chinesischen Medizin rät aber aufgrund der Kurzfristigkeit der Wirkung davon ab. Ein weiteres Beispiel für den bitteren Geschmack ist ein Espresso oder Bitterlikör nach dem Essen – beides fördert die Verdauung, kann aber bei Blut-Stase oder aufsteigendem Leber-*Yang* die Beschwerden durch die stark erhitzende Wirkung verstärken. Kräuter wie Löwenzahn, Chicorée, Endiviensalat, Basilikum oder Thymian sind auch bitter, aber ausgewogener und in Maßen bei allen Beschwerdebildern eine gute Unterstützung zur Förderung der Verdauung.

Element Erde (süß)

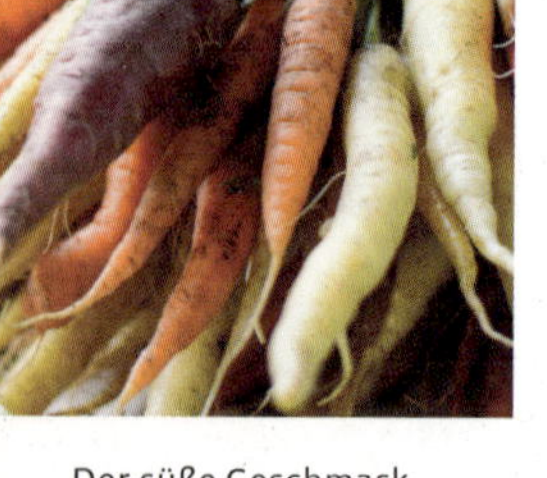

Der süße Geschmack

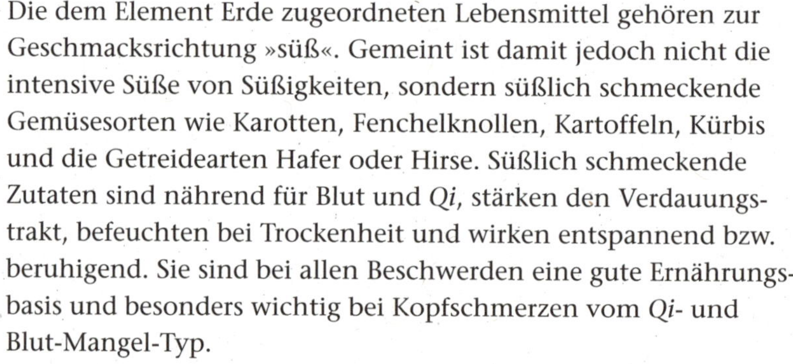

Die dem Element Erde zugeordneten Lebensmittel gehören zur Geschmacksrichtung »süß«. Gemeint ist damit jedoch nicht die intensive Süße von Süßigkeiten, sondern süßlich schmeckende Gemüsesorten wie Karotten, Fenchelknollen, Kartoffeln, Kürbis und die Getreidearten Hafer oder Hirse. Süßlich schmeckende Zutaten sind nährend für Blut und *Qi*, stärken den Verdauungstrakt, befeuchten bei Trockenheit und wirken entspannend bzw. beruhigend. Sie sind bei allen Beschwerden eine gute Ernährungsbasis und besonders wichtig bei Kopfschmerzen vom *Qi*- und Blut-Mangel-Typ.

Element Metall (scharf)

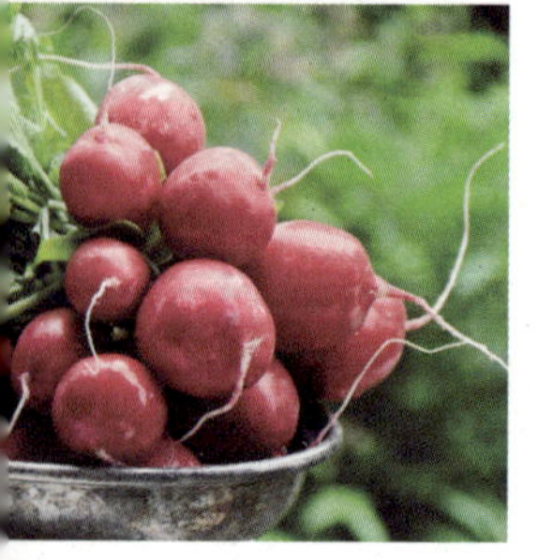

Der scharfe Geschmack

In diese Kategorie gehören Lebensmittel mit scharfem Geschmack wie Rettich, Radieschen, Knoblauch, Meerrettich, aber auch Gewürze wie Zimt und Nelken oder kleine Mengen an Alkohol. Scharfe Lebensmittel wirken anregend auf den *Qi*-Fluss, unterstützen die Transformation der Nahrung, führen die Energie nach oben und außen, öffnen die Oberfläche und machen durchgängig bzw. beseitigen Blockaden, wie z. B. durch Schleim oder Nässe. Bei Kopfschmerzen aufgrund von aufsteigendem Leber-*Yang*, Blut-Stase und Schleim-Nässe sind diese Lebensmittel therapeutisch sehr wirksam, müssen aber gut dosiert und in Kombination mit mild gekochten anderen Zutaten kombiniert

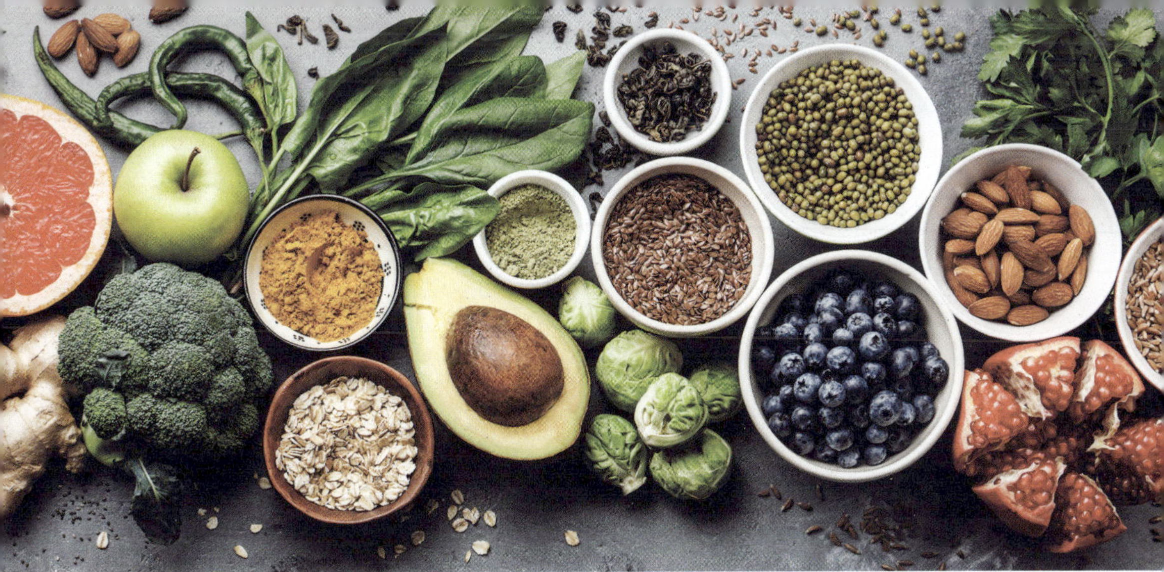

werden. Ein Beispiel: Ingwer in Form von Tee wäre definitiv zu heiß bei aufsteigendem Leber-*Yang*, ist aber als Gewürz in Eintöpfen oder Suppen bei Blut-Stase hilfreich, um den *Qi*-Fluss in Bewegung zu bringen.

Element Wasser (salzig)

Dem Element Wasser sind Lebensmittel mit salzigem Geschmack oder solche, die aus dem Wasser kommen, zugeordnet: Algen, Miso (vergorene Sojabohnen mit oder ohne Getreide), Sojasoße, Salz, Fisch und Meeresfrüchte. Der salzige Geschmack löst Schleim, leitet Stuhl aus (lauwarmes Salzwasser hilft z. B. bei Verstopfung) und festigt die Knochen. Algen und Miso werde auch bei der Behandlung von Blut-Stase, Tumoren, Zysten und Schwellungen eingesetzt.

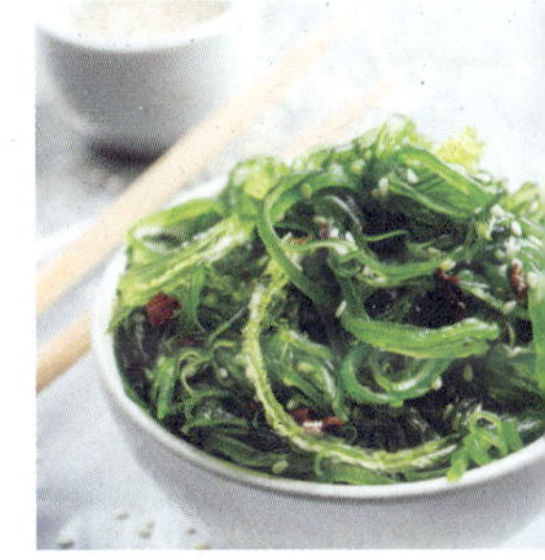

Der salzige Geschmack

Eine ausführliche Tabelle zur thermischen Wirkung von Lebensmitteln und zu ihren Geschmacksrichtungen finden Sie kostenlos zum Download unter *www.oekom.de/YangSheng_5-Elemente-Tabelle.pdf*. Die Angaben dort beziehen sich immer auf den rohen Zustand des Lebensmittels.

Nutzen Sie Lebensmittel als Heilmittel

Mit der kurzen Einführung in die thermischen Wirkungen und Geschmacksrichtungen von Lebensmitteln haben Sie bereits ein gutes Verständnis gewonnen, wie Sie Ihr jeweiliges Disharmoniemuster ausgleichen können. Bei Kopfschmerzen durch *Qi*- und Blut-Mangel gilt es, mit geeigneten Lebensmitteln die *Qi*- und Blutproduktion zu unterstützen. Ein Mangel an *Qi* und Blut liegt auch oftmals anderen Kopfschmerz-Typen zugrunde. Dieser Mangel verursacht einen generellen Energiemangel, der das Gehirn und den gesamten Körper belastet und Schmerzen verursacht. Das Hauptziel in der Ernährungstherapie ist es deshalb, durch bekömmliche, einfache Mahlzeiten den Körper gut zu nähren und so die Ursache für das Ungleichgewicht zu beseitigen.

Bei Kopfschmerzen mit dahinterliegendem aufsteigenden Leber-*Yang*, Migräne oder Blut-Stase ist zusätzlich dem Funktionskreis Leber und Gallenblase vermehrt Aufmerksamkeit zu schenken. Bei Schleim-Nässe werden die geschwächten Organe Milz und Magen gestärkt. Hier kommen spezielle Rezepturen wie Congees zum Ausleiten von Schleim und Nässe zum Einsatz (Rezepte hierfür finden Sie im Rezeptteil). Bei Kopfschmerzen aufgrund von Nieren-Schwäche gilt es, mit stärkenden Lebensmitteln die Nieren-Energie zu mobilisieren.

Um die Organe zu stärken, ist es wichtig, die Qualität der Mahlzeiten mit natürlichen, unverarbeiteten Lebensmitteln zu verbessern und insgesamt mehr günstige Nährstoffe *(Qi)* aufzunehmen. Bevorzugen Sie saisonales Obst und Gemüse aus der Region, am besten aus biologischem Anbau. Auch sollten Sie vermehrt gekochte Mahlzeiten verzehren, um das Verdauungssystem zu entlasten. Vor allem Kopfschmerzpatienten vom Mangel-Typ profitieren von einem warmen Frühstück, das Kältegefühlen und Energiemangel entgegenwirkt. Ein idealer Start in den Tag ist eine warme Suppe oder ein Getreidebrei.

Lebensmittel bei aufsteigendem Leber-Yang, Blut-Stase und Migräne

Durch eine bewusste Auswahl von Lebensmitteln können Sie die aufsteigende Energie reduzieren bzw. nach unten bringen. Der Einsatz von aromatischen, bewegenden Kräutern, Gewürzen und Lebensmitteln entstaut und entlastet. Da es sich hauptsächlich um Fülle-Syndrome handelt, ist es gleichzeitig günstig, den Körper von innen zu erfrischen und zu kühlen. Trotzdem ist es wichtig, auf die Bekömmlichkeit zu achten und nicht nur Rohkost und kalte Lebensmittel zu essen. Ideal ist ein Mittelmaß: gut verträgliche, einfache Speisen, die mit kühlenden Zutaten (wie kleinen Mengen Rohkost, Blattsalate) ergänzt werden. Die Speisen sollten gekocht (Suppen, Eintöpfe, Kompotte), gedünstet oder kurz gebraten werden. Andere Kochmethoden wie Grillen, Frittieren oder Braten bringen noch mehr Hitze in den Körper und würden eine weitere Erhitzung bewirken.

Bei diesen Disharmonietypen wird bereits viel durch Meiden ungünstiger Lebensmittel erreicht, z. B. Reduktion des Kaffeekonsums, scharfer Zutaten oder üppiger Fleischmahlzeiten. Auf Genussmittel wie Alkohol, Nikotin und Schwarztee sollte verzichtet werden. Beachten Sie auch die »Essenshygiene«: sich Zeit für die Mahlzeiten nehmen, nicht zu viel essen, nicht zu spät am Abend essen, das bringt die größten Erfolge.

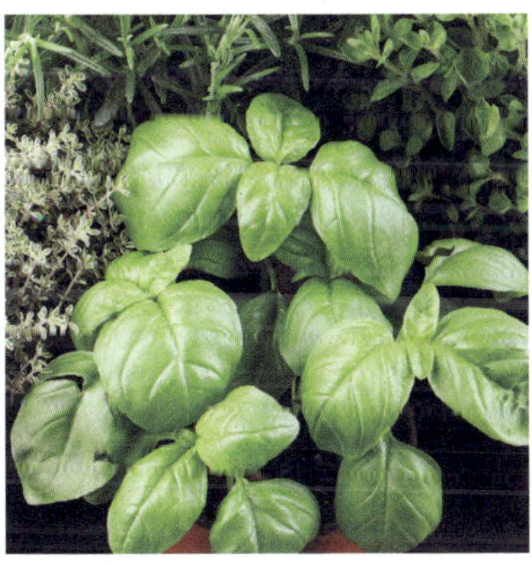

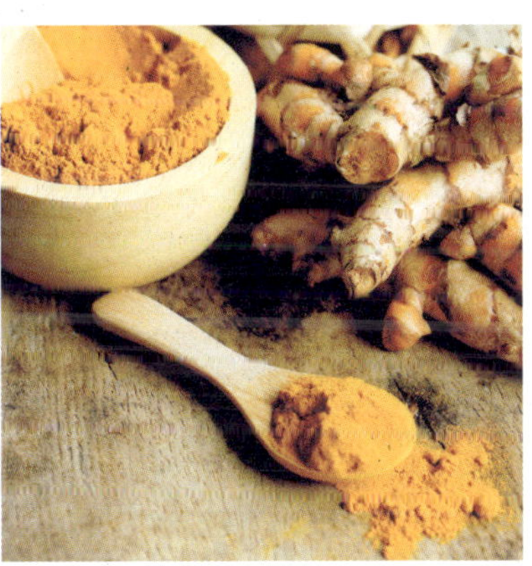

Gewürze helfen, den Energiefluss zu harmonisieren

Getreide	Buchweizen, Bulgur, Couscous, Gerste, Polenta, Quinoa, Reis
Hülsenfrüchte	Adzukibohnen, Kichererbsen, Linsen, Mungbohnen
Gemüse	Aubergine, Austernpilze, alle Blattsalate, Blumenkohl, Brokkoli, Champignons, Chinakohl, Endivie, Gurke (gekocht!), Kohlrabi, Kürbis, Mangold, Karotte, Radieschen, Rettich, Rote Beete, Rucola, Schwarzwurzel, Sellerie, Spargel, Spinat, Stangensellerie, Tomate, Zucchini
Obst	Apfel, Aprikose, Beeren, Birne, Wassermelone
Fleisch	Huhn, Schwein (mager)
Fisch	Möglichst frisch! Süßwasserfisch wie z. B. Forelle, Karpfen, Saibling Meeresfisch wie Makrele, Hering (Omega-3-Quelle)
Kräuter/ Gewürze	Frische Küchenkräuter, wie Kardamom, Koriander, Kreuzkümmel, Kurkuma, Petersilie, Salbei, Wacholder
Getränke	Grüner Tee, Kamillentee, Kümmeltee, Melissentee, Pfefferminztee, Petersilientee, Rosenknospentee, Salbeitee, Verbenenkrauttee, Zinnkrauttee
Nüsse/Samen	Kürbiskerne, Sesam, Sonnenblumenkerne
Sonstiges	Hochwertige Pflanzenöle (Olivenöl, Leinöl), Tofu

Das sollten Sie vermeiden

- Mahlzeiten ausfallen lassen, nicht frühstücken
- Unregelmäßige Essenszeiten
- Üppige Mahlzeiten, zu viel auf einmal (z. B. Büfett)
- Spät am Abend oder gar nachts essen
- Unruhe, Sorgen beim Essen
- Fleischmahlzeiten am Abend
- Trockene Nahrung (Brotmahlzeiten), sehr salzige Speisen
- Gegrilltes, Frittiertes, Gebratenes
- Austrocknende Nahrungs- und Genussmittel, wie Kaffee, Rotwein, Schwarztee, scharfe Gewürze (Chili, Cayennepfeffer)

Lebensmittel bei Qi- und Blut-Mangel

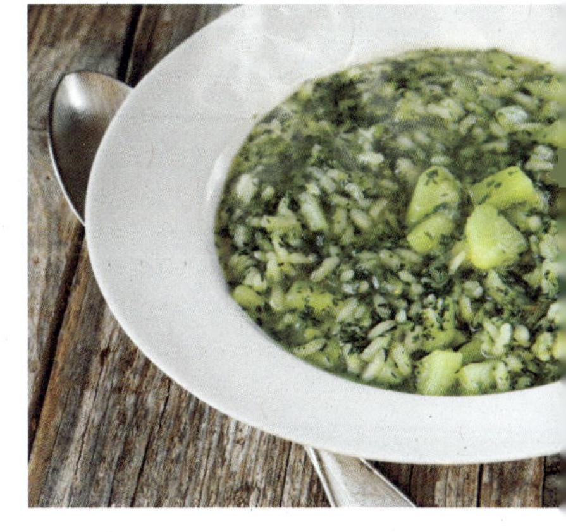

Mit gekochten Mahlzeiten den Körper stärken und die Verdauungskraft unterstützen

Bei *Qi*- und Blut-Mangel besteht der Ansatz der Ernährungstherapie darin, den Körper zu stärken und die Verdauungskraft zu unterstützen. Der Aufbau von *Qi* führt in der Folge auch zum Aufbau von Blut und Körperflüssigkeiten. Besonders schnell wirken Kraftsuppen, Eintöpfe und generell gekochtes Essen. Gleichzeitig sollten Sie Salat, Rohkost und Käsebrote bzw. generell kalte Mahlzeiten meiden.

Getreide	Amaranth, Buchweizen, Hafer, Hirse, Maisgrieß/ Polenta, Quinoa, Reis
Hülsenfrüchte	In kleinen Mengen Bohnen, Kichererbsen, Linsen
Gemüse	kleine Mengen bittere Blattsalate (Chicorée, Radicchio, Endivie u. a.), Chinakohl (gekocht), Fenchel, Kartoffel, Kürbis, Lauch, Karotte, Pastinake, Petersilienwurzel, Radieschen (gekocht), Rettich (gekocht), Rote Beete, Sellerie, Süßkartoffel, Zucchini, Zwiebel
Obst	Beeren, Kirschen, Weichseln, Mango, Mus oder Kompott aus Aprikosen, Zwetschken, Apfel, Birne, Holunderbeeren
Fleisch	Huhn, Lamm, Pute, Rind, Wild
Fisch	Möglichst frisch! Süßwasserfisch wie z. B. Forelle, Karpfen, Saibling Meeresfisch wie Makrele, Hering (Omega-3-Quelle)
Kräuter/ Gewürze	Alle frischen und getrockneten Küchenkräuter, wie Anis, Estragon, Fenchel, Gewürznelke, Ingwer, Kardamom, Knoblauch, Koriander, Kümmel, Lorbeer, Majoran, Muskat, Oregano, Pfeffer, Rosmarin, Vanille, Wacholderbeeren, Zimt
Getränke	Heißes Wasser
Nüsse/Samen	Haselnüsse, Walnüsse, Sonnenblumenkerne, Mandeln, Maronen (Esskastanien)
Sonstiges	Kalt gepresste Öle, Eier

Das sollten Sie vermeiden

- Milchprodukte, z. B. Buttermilch, Sauermilch, Molkegetränke, Joghurt(drinks)
- Rohkost im Übermaß: Tomaten, Gurken, Südfrüchte, rohes Obst, rohes Getreide (z. B. Müsli)
- Häufige Brotmahlzeiten
- Fruchtsäfte, eisgekühlte Getränke, Weizenbier, Weißwein, Sekt, Limonade, Colagetränke, Gemüsesäfte, Früchtetee, Smoothies
- Fasten, hungern, Frühstück ausfallen lassen

Lebensmittel, die das Ausleiten von Schleim-Nässe unterstützen

Gerste, Hirse, Polenta, Reis, Fenchel, Frühlingszwiebel, Kürbis, Kartoffel, Lauch, Karotte, Rucola, Süßkartoffel, Hühnerkraftsuppe oder Rinderbrühe mit Gemüse

Lebensmittel, die die Niere stärken

Fisch, Tintenfisch, Jakobsmuschel, Hülsenfrüchte, Maronen (Esskastanien), Nüsse, Samen, Fenchel, Kürbis, Lauch, Karotte, Zucchini, Hafer

Bei *Qi*- und Blut-Mangel und bei Nieren-Schwäche helfen Kraftsuppen. Durch langes Köcheln geben die Zutaten ihre wertvollen Inhaltsstoffe an die Brühe ab und ergeben so ein wahres »Superfood«. Rezepte für Kraftsuppen finden Sie auf Seite 83.

Lebensmittel als Trigger für Kopfschmerzen

Viele Kopfschmerzpatienten führen ihre Beschwerden auf bestimmte Lebensmittel oder Essgewohnheiten zurück. Bei dem einen ist es Schokolade, beim anderen Obst oder Käse. Können Lebensmittel wirklich eine Kopfschmerz-Attacke auslösen?

Kopfschmerzauslöser aus Sicht der Chinesischen Medizin

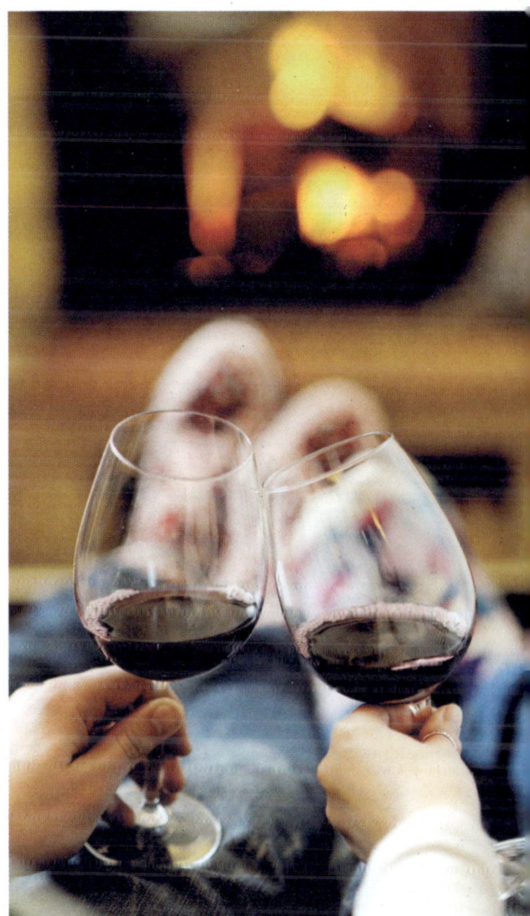

Wenn wir uns die obigen Disharmoniemuster ansehen, dann ist es relativ einfach nachvollziehbar, dass es Zusammenhänge zwischen dem Verzehr von Lebensmitteln und dem Auftreten von Kopfschmerzen gibt. Ein Beispiel: Bei Kopfschmerzen, deren Ursache ein aufsteigendes Leber-*Yang* oder auch eine Blut-Stase ist, liegt bereits ein Fülle-Syndrom mit Hitzebildung im Körper vor. Lebensmittel wie Alkohol oder Kaffee verstärken in diesem Fall die Hitze und sind dann tatsächlich ein Trigger und die Ursache für den auftretenden Kopfschmerz. Das Wissen um die Zusammenhänge und die Grundzüge der Chinesischen Medizin hilft Ihnen im Alltag, Lebensmittel, die Beschwerden auslösen, zu vermeiden: Überall, wo Fülle (= Hitze) als Wurzel zugrundeliegt, gilt es, erhitzende Lebensmittel zu meiden. Wo ein Mangel vorliegt, sollten Sie den Verzehr kühlender Lebensmittel einschränken (siehe auch »Die thermische Wirkung von Lebensmitteln« auf Seite 54 ff.).

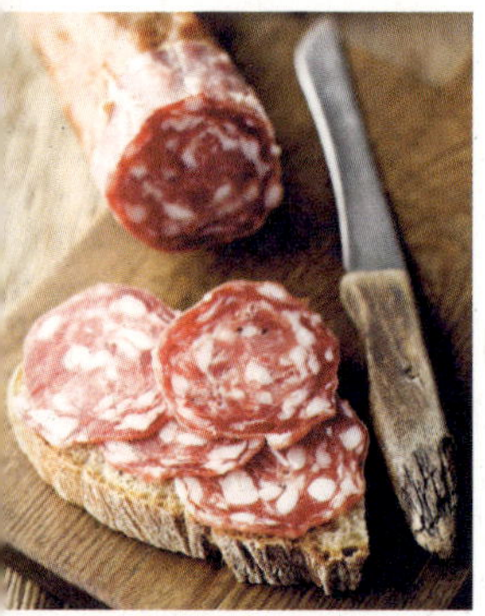

Nitrat-/nitrithaltige Lebensmittel

Nitrat und Nitrit

Nitrat und Nitrit (Kennzeichnung E250–252) sind Substanzen, die immer wieder als Auslöser für Kopfschmerzen diskutiert werden. In der Lebensmittelindustrie werden sie als Konservierungsstoffe verwendet. Außerdem gelangen sie durch Überdüngung über die Umwelt in die Nahrungskette. Empfindliche Menschen reagieren darauf. Die dadurch ausgelösten Kopfschmerzen sind häufig pulsierend und pochend, vor allem im Stirnbereich. Körperliche Anstrengungen oder exzessiver Sport verstärken diese Schmerzen, ebenso regelmäßiger Alkoholkonsum. Bei Verdacht auf Unverträglichkeit dieser Substanzen bitte Geräuchertes und Gepökeltes bzw. generell mit Nitrat Konserviertes meiden. Bio-Lebensmittel sind ebenfalls eine gute Alternative, weil der Einsatz von Düngemitteln geringer ist.

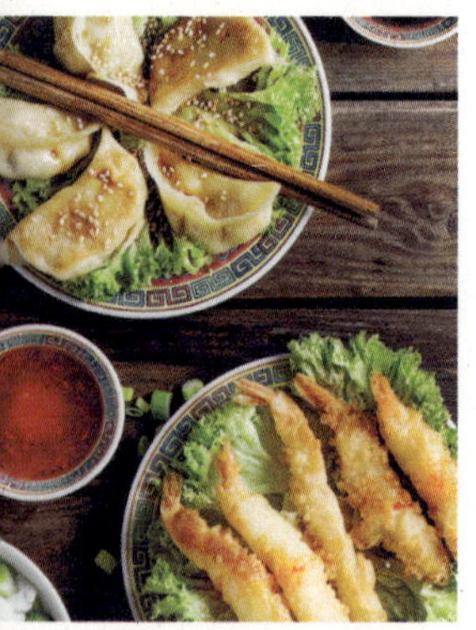

Asiatische Speisen, in denen eventuell Natriumglutamat enthalten ist

China-Restaurant-Syndrom

Das China-Restaurant-Syndrom wird auch als »Natriumglutamatkopfschmerz« bezeichnet. Natriumglutamat wird als Geschmacksverstärker in asiatischen Restaurants verwendet (Kennzeichnung E621). Etwa ein Drittel der Menschen reagiert darauf empfindlich mit Kopfschmerzen oder auch Engegefühl in der Brust, Hitzewallungen, Rötungen oder Spannungsgefühl im Gesicht, Bauchschmerzen oder Hautausschlägen.

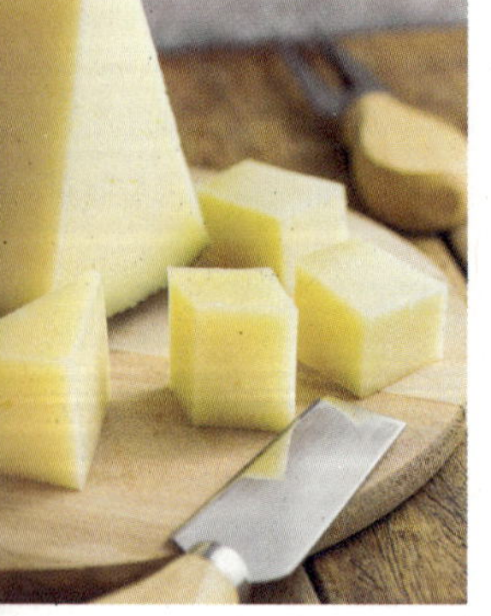

Histaminreiche Lebensmittel

Histamin & Co.

Lebensmittelbedingte Kopfschmerzen können auch aufgrund von biogenen Aminen (Histamin, Phenylethylamin, Serotonin, Tyramin) auftreten. Besonders reich an diesen Inhaltsstoffen sind gereifter Käse, Schokolade, Rotwein und Sekt. Es ist wissenschaftlich umstritten, ob diese Substanzen tatsächlich als Trigger für Kopfschmerzen fungieren. Bei Fülle-Syndromen wie aufsteigendem Leber-*Yang* ist es sehr wahrscheinlich und logisch, weil diese Zutaten die zugrunde liegende Hitzeproblematik verstärken. Manche Menschen reagieren im Rahmen von pseudoallergischen Reaktionen auf biogene Amine mit unterschiedlichen Beschwerden. Das können Migräne-Attacken sein, die mengenabhängig auftreten. Ganzheitlich gesehen, liegt die Ursache dafür im Magen-Darm-Trakt, wo durch chronisch auftretendes immunologisches Geschehen der Körper durch die körpereigene Histaminfreisetzung bereits völlig überreizt ist. Lebensmittel mit Histamin oder biogenen Aminen führen dann sprichwörtlich dazu, dass das »Fass überläuft« und die Histaminbelastung im Körper so hoch wird, dass Kopfschmerzen ausgelöst werden.

Zu erwähnen ist in diesem Zusammenhang auch die regelmäßige Einnahme von Medikamenten. Viele Medikamente wie Antibiotika, Schmerzmittel, schleimlösende Hustenmittel etc. setzen Histamin frei oder blockieren das Enzym Diamino-Oxidase, das Histamin normalerweise abbaut. So wird das Triggerpotenzial der fraglichen Lebensmittel erheblich verstärkt. Bei Verdacht auf Histaminintoleranz oder verstärkte Reaktion auf biogene Amine und/oder Konservierungsmittel ist eine genauere Abklärung mit Ihrem betreuenden Arzt sinnvoll.

Die in diesem Buch angeführten Rezepte sind auf jeden Fall eine gute Basistherapie. Frisch gekochtes Essen ist in der Regel histaminarm und enthält keine Konservierungsmittel oder Farbstoffe. Schon alleine das Meiden von Alkohol oder anderen Histamin-»bomben« wie gereiftem Käse oder Salami bringt Erleichterung.

Histaminbomben

Histaminbomben
Eingelegte/konservierte Lebensmittel, etwa geräuchertes Fleisch, Salami, Schinken, Innereien, viele Fischprodukte, insbesondere Fischkonserven
Meeresfrüchte
Gereifte Käsesorten (je höher der Reifegrad, desto höher der Histamingehalt)
Sauerkraut
Schokolade, Kakao, Marzipan, Nougat, Knabbergebäck, Süßigkeiten mit Konservierungs- und/oder Farbstoffen

Nicht nur Lebensmittel können Kopfschmerzen auslösen. Auch Stress ist ein häufiger »Trigger« von Kopfschmerzen und Migräne. Deshalb ist es gerade für Kopfschmerzpatienten wichtig, sich der Stressursachen bewusst zu werden und Stress zu vermeiden. Eine gute Übung zur Stressreduktion ist die Qigong-Übung, die wir Ihnen in diesem Band vorstellen (siehe Seite 114 ff.). Aber auch mit anderen Methoden wie Meditation, Selbsthypnose und Entspannungstechniken gelingt es, Stress zu verringern. Ebenfalls empfehlenswert sind Bewegung an der frischen Luft, Spaziergänge in der Natur oder Atemübungen.

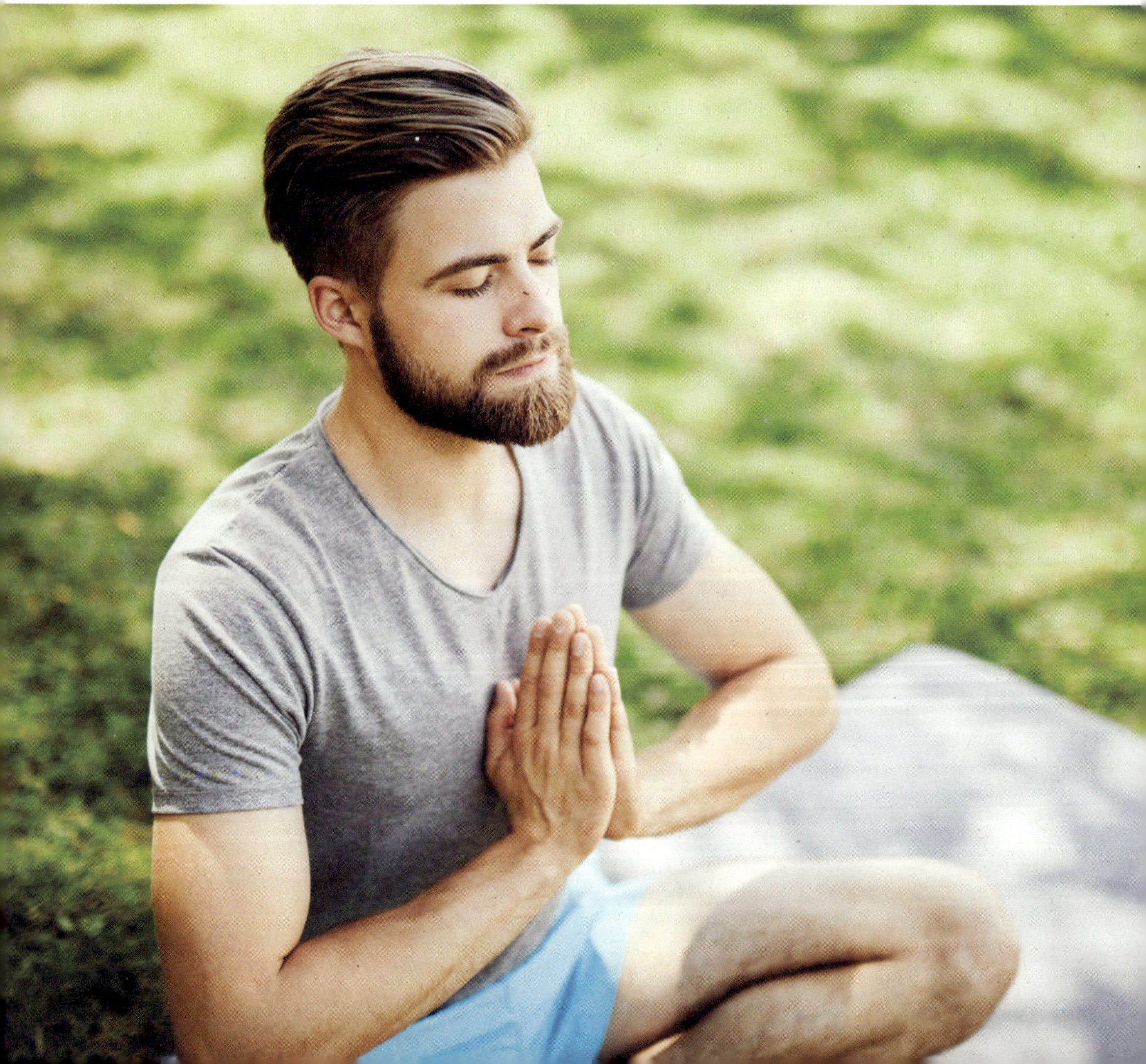

Zehn Ernährungstipps, kurz gefasst

Die wichtigsten Ernährungstipps zur Linderung bzw. Vermeidung von Kopfschmerzen fassen wir hier für Sie zusammen:

1. Wählen Sie Lebensmittel aus, die bei Ihrem Disharmoniemuster günstig für Sie sind.
2. Erhöhen Sie die Qualität Ihrer Mahlzeiten mit natürlichen, unverarbeiteten Lebensmitteln.
3. Bevorzugen Sie saisonales Gemüse und Obst aus Ihrer Region, am besten in Bio-Qualität.
4. Meiden Sie Zusatzstoffe, Farbstoffe und Konservierungsmittel.
5. Fördern Sie Ihre Darmgesundheit mit bekömmlich gekochter Nahrung. Essen Sie zu Beginn der Umstellung zwei Wochen lang ausschließlich gekochtes, warmes Essen bzw. Suppen aller Art.
6. Stärken Sie Ihren Körper durch eine Kraftsuppe (Knochensuppe, ca. 250 ml täglich). Ein Rezept dazu finden Sie auf Seite 83.
7. Trinken Sie ausreichend, etwa 2 Liter pro Tag. Bei Kältegefühlen und Mangel-Syndromen sollten Sie warmes oder heißes Wasser bevorzugen.
8. Essen Sie regelmäßig, und nehmen Sie Ihre Mahlzeiten in Ruhe und im Sitzen ein.
9. Beginnen Sie den Tag mit einem Frühstück. Nehmen Sie das Abendessen möglichst vor 19 Uhr ein.
10. Nehmen Sie täglich drei Mahlzeiten mit etwa 4 bis 6 Stunden Pause dazwischen ein – idealerweise zwei gekochte Mahlzeiten mit viel Gemüse.

Die Rezepturen in diesem Buch basieren auf praktischen Erfahrungen und jahrelanger Beratungspraxis. Aber jeder Mensch ist anders. Finden Sie heraus, was Ihnen besonders guttut und was Sie unterstützt. Nutzen Sie die Anregungen und Rezepte für Ihr persönliches Wohlfühlprogramm. Bei stärkeren Beschwerden nutzen Sie die Empfehlungen zur Ernährungstherapie bitte in Abstimmung mit einer professionellen, individuellen Beratung und in Absprache mit Ihrem Arzt.

Führen Sie ein Gesundheits- und Ernährungstagebuch. Damit kommen Sie den Ursachen Ihrer Beschwerden besser auf die Spur. Dokumentieren Sie Ihre Symptome, Zeiten mit besonders starker Stressbelastung und ggf. die Medikamenteneinnahme. So können Sie Zusammenhänge besser erkennen. In Kombination mit einem Ernährungstagebuch sehen Sie, was Ihnen guttut – darauf können Sie dann immer wieder zurückgreifen und aufbauen.

Rezepte im Einklang mit den Fünf Elementen

Auf den folgenden Seiten finden Sie für fast jeden Anlass Rezepte, die mit heimischen Produkten schnell zubereitet. Die Zutaten und Gewürze wirken wohltuend, harmonisierend, stärken bei Mangel-Syndromen die Organe und wirken bei Fülle-Syndromen entstauend. So können Sie Kopfschmerzen lindern und Kopfschmerz-Attacken vorbeugen.

Ein paar Hinweise vorab

Mit den Rezepten, die wir Ihnen auf den nächsten Seiten präsentieren, können Sie sich jeden Tag einfach, schnell und gut unterstützen. Die einzelnen Rezepte enthalten den Hinweis, für welche Disharmoniemuster von Kopfschmerzen sie besonders gut geeignet sind.

Als Alternativen zu Milch und Milchprodukten kommen in den Rezepten häufig pflanzliche Alternativen zum Einsatz (z. B. Reis-, Mandel- oder Haferdrink), da Milch(-produkte) verschleimend wirken. Dies kann bei Kopfschmerzen vom Schleim-Nässe-Typ die Schleimbildung fördern. Damit die Kalziumversorgung sichergestellt ist, beinhalten die Rezepte kalziumreiche Getreide wie Quinoa oder kalziumreiche Gemüsesorten wie z. B. Fenchel.

Alle Rezepte sind für zwei Personen angegeben, außer es ist etwas anderes vermerkt.

Die Rezepte sind auf das saisonale und bei uns heimische Angebot an Zutaten ausgerichtet. Sollte eine angegebene Zutat einmal nicht vorhanden sein oder nicht Ihrem Geschmack entsprechen, so können Sie diese gerne austauschen.

Noch ein Hinweis: Bitte verwenden Sie Zitrusfrüchte nur in Bio-Qualität, da die Schale häufig mitverarbeitet wird.

Für eine ausgewogene Kalziumversorgung beinhalten viele Rezepte kalziumreiche Gemüsesorten wie z. B. Fenchel.

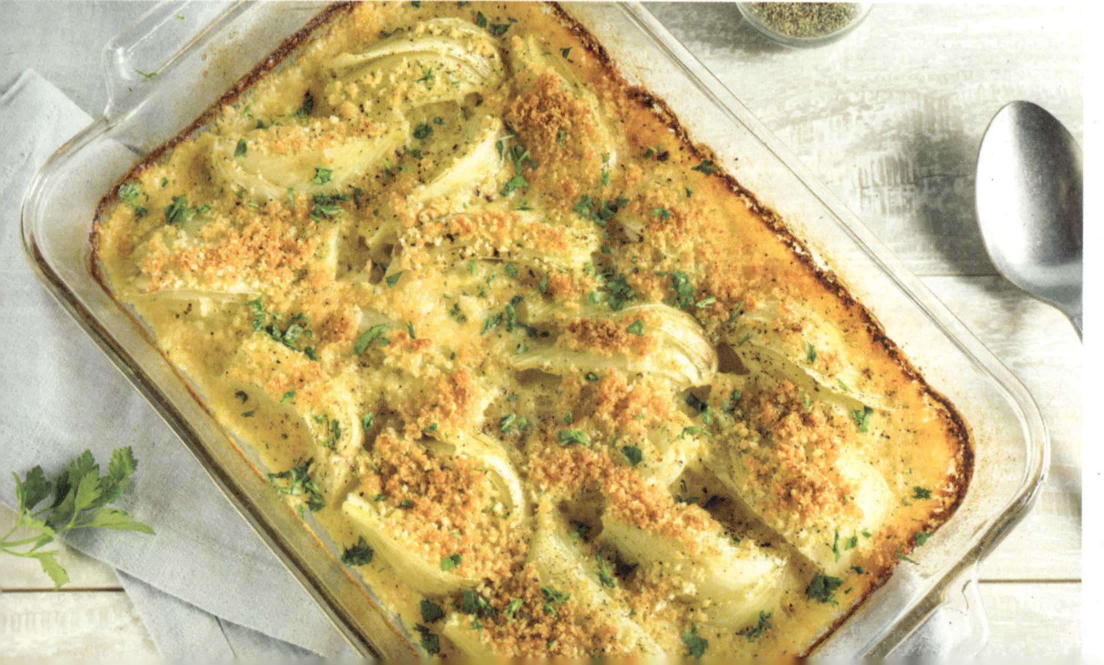

Rezepte für das Frühstück

Linsen-Gemüse-Congee

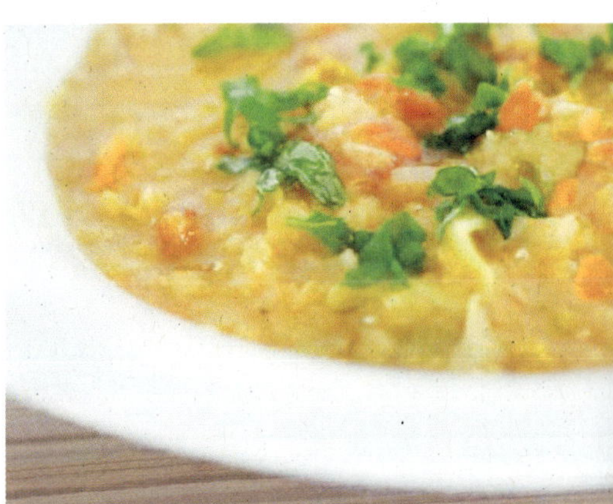

500 ml Kochwasser
3 EL Langkornreis
1 kleines Stück Ingwer, fein gerieben
4 EL rote Linsen
200 g Gemüse der Saison (Spinat, Karotten, Stangensellerie, Kürbis, Fenchel, Champignons, Austernpilze, Chinakohl)
1 Frühlingszwiebel
1 EL Sesamöl
Pfeffer aus der Mühle
1 EL Sojasoße
Saft einer halben Zitrone
½ TL Paprikapulver, edelsüß
½ Bund Petersilie
1 Prise Bockshornkleesamenpulver
1 EL Sesamsamen

In einem Topf etwa einen halben Liter Wasser erhitzen, Reis und geriebenen Ingwer zugeben, rote Linsen heiß abspülen und ebenfalls in den Topf geben ● Bei geringer Hitze etwa 1 Stunde lang zugedeckt zu einem Congee einkochen, hin und wieder umrühren und bei Bedarf noch etwas Wasser zugeben ● Gemüse und Frühlingszwiebel waschen und in feine Streifen schneiden ● Sesamöl in einer beschichteten Pfanne oder einem Wok gut erhitzen und Gemüse und Frühlingszwiebel unter Rühren einige Minuten bissfest garen, mit Pfeffer, Sojasoße, Zitronensaft und Paprikapulver abschmecken ● Das Congee mit fein gehackter Petersilie und 1 Prise Bockshornkleesamenpulver würzen und auf zwei Schüsseln verteilen ● Gemüse separat oder direkt auf dem Congee anrichten, mit Sesamsamen bestreut servieren.

Besonders geeignet bei *Qi*- und Blut-Mangel, Schleim-Nässe, Nieren-Schwäche.

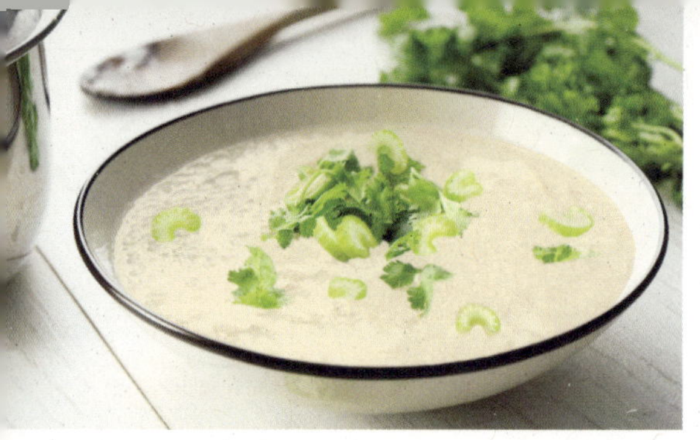

Gerstencongee mit Stangensellerie und Algen

Für 6–8 Portionen

1 Tasse Gerste (Nacktgerste, Gerstengraupen)
100 g Sonnenblumenkerne
1 Stück Alge (Wakame ca. 5 cm lang oder 1 EL Hijiki-Algen)
4 Kardamomkapseln
10 Tassen Wasser
1 Zitronenscheibe
½ TL Kurkuma
pro Portion 2 Stangen Sellerie
1 El Olivenöl
Salz
Koriander oder frische Petersilie zum Garnieren

In einem hohen Topf die Gerste mit Sonnenblumenkernen, Algen, Kardamomkapseln, Wasser, Zitronenscheibe und Kurkuma aufkochen und dann zugedeckt 2 Stunden lang auf kleiner Flamme köcheln lassen ● Bei Bedarf noch etwas Wasser zufügen, bis ein dickflüssiger Brei entsteht ● Stangensellerie in Scheiben schneiden und in Olivenöl kurz braten, mit Salz würzen ● Congee in einer Schüssel anrichten, Stangensellerie darauf verteilen und mit gehackter Petersilie oder Koriander bestreut servieren.

Besonders geeignet bei aufsteigendem Leber-*Yang*, Blut-Stase, Schleim-Nässe, Migräne.

Dieses Congee kann für mehrere Tage vorgekocht werden und lässt sich dann vielfältig kombinieren, z. B. süß mit Kompott, Obst und Nüssen/Samen oder pikant mit Gemüse der Saison, Hülsenfrüchten, Pilzen, Tofu, frischen Kräutern. Congee dazu heiß in Schraubgläser füllen und im Kühlschrank lagern (bis zu einer Woche haltbar).

Bananen-Sesam-Porridge

400 ml (Soja- oder Reis-)Milch
100 g Haferflocken, Kleinblatt
1 Prise Salz
Saft einer halben Zitrone
1 Prise Kakaopulver
2 TL Tahin (Sesammus)
2 TL Ahornsirup oder Honig
1 Banane
1 Prise Zimt

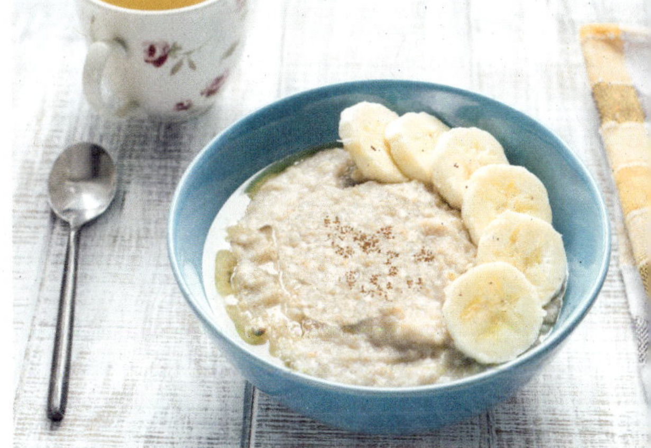

Milch in einem kleinen Topf aufkochen, Haferflocken mit dem Schneebesen einrühren und mit etwas Salz, Zitronensaft und Kakaopulver abschmecken ● Das Porridge bei mittlerer Hitze unter Rühren weiterkochen, bis es eine dickflüssige Konsistenz aufweist, und mit Sesammus und Ahornsirup abschmecken ● Porridge in zwei Schüsseln anrichten, die Banane in dünne Scheiben schneiden und auf dem Porridge verteilen ● Mit etwas Zimt bestreuen und servieren.

Besonders geeignet bei *Qi*- und Blut-Mangel, Schleim-Nässe, Nieren-Schwäche.

TAHIN ist ein Mus aus gemahlenen, gerösteten oder ungerösteten Sesamkernen mit leicht bitter-nussigem Geschmack. Tahin ist eben so wie unverarbeiteter Sesam – ein guter Lieferant für Kalzium.

Süßreis mit Birne und Mandeln

500 ml (Soja- oder Reis-)Milch
100 g Rundkornreis oder Milchreis
2 Birnen
60 g Mandeln
1 TL Ingwer, gerieben
1 Prise Salz
Saft einer halben Zitrone
Schale einer Zitrone (unbehandelt)

Milch und Reis in einem Topf erhitzen, aufkochen lassen und zugedeckt 15 Minuten lang ausquellen lassen ● Birnen waschen, Kerngehäuse entfernen und in kleine Stücke schneiden ● Mandeln grob hacken ● Zitrone waschen, die Schale fein abreiben und den Saft einer halben Zitrone auspressen ● Den Milchreis mit Kardamom, Salz, Zitronensaft und Zitronenschale würzen und zum Schluss die Birnen- und Mandelstücke zugeben ● Alles gut durchrühren, ein paar Minuten durchziehen lassen und servieren.

Besonders geeignet bei *Qi*- und Blut-Mangel, Nieren-Schwäche, Schleim-Nässe.

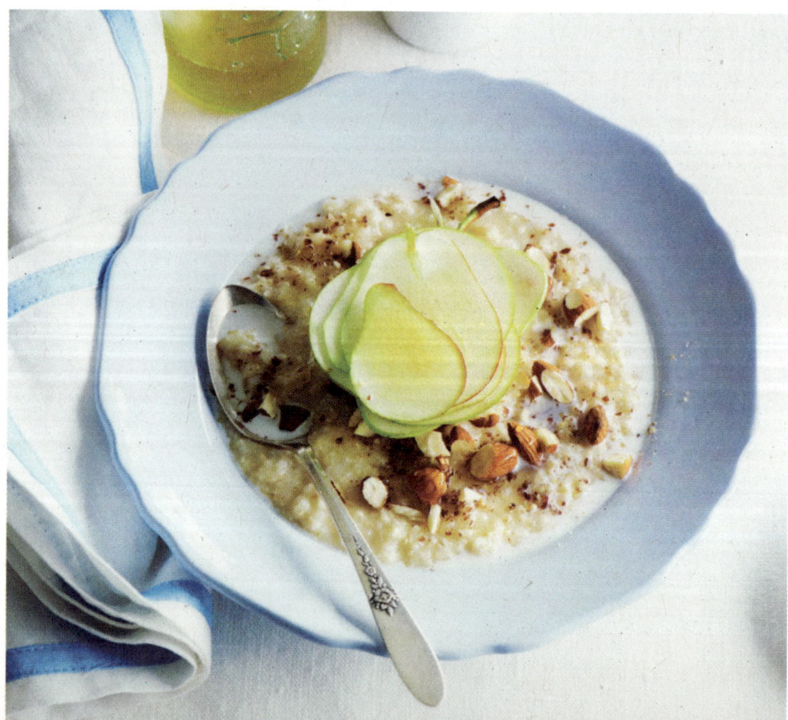

Buchweizen mit Apfel und Haselnüssen

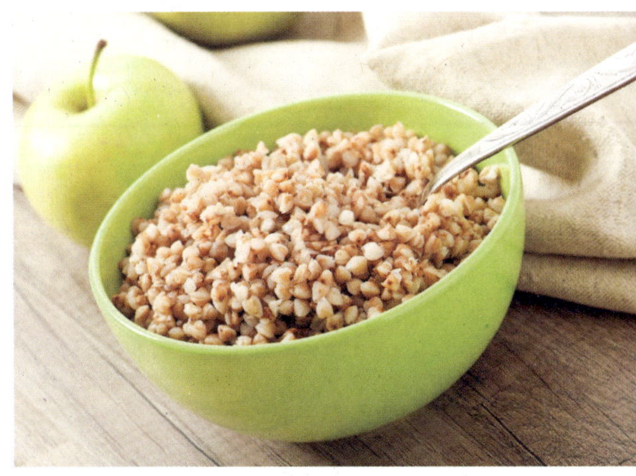

1 Tasse Buchweizen
2 Tassen heißes Wasser
60 g Haselnüsse, gerieben
1 Prise Zimtpulver
Kardamompulver
1 Prise Salz
Saft einer halben Zitrone
2 Äpfel

Buchweizen mit Wasser aufkochen und mit geriebenen Haselnüssen, Zimt, Kardamom, Salz und Zitronensaft abschmecken ● Zugedeckt auf kleiner Flamme 12 bis 15 Minuten lang ausquellen lassen ● In der Zwischenzeit die Äpfel waschen, schälen, Kerngehäuse entfernen und in kleine Stücke schneiden ● Die Apfelstücke gegen Ende der Kochzeit kurz mitdünsten.

Besonders geeignet bei aufsteigendem Leber-*Yang*, Blut-Stase, Schleim-Nässe, Migräne.

Apfel-Nuss-Schmarren mit Couscous

2 Tassen Wasser
1 Tasse Couscous
1 EL Rosinen
2 Äpfel
20 g Butter
1 Prise Zimt
2 EL Walnüsse, grob gehackt
1 Prise Kardamompulver
1 Prise Kurkumapulver
1 Prise Kakaopulver

Wasser erhitzen ● Couscous und Rosinen in einer Schüssel mit kochendem Wasser übergießen, gut durchrühren und 3 bis 5 Minuten lang quellen lassen ● Die Äpfel waschen, das Kerngehäuse entfernen und in dünne Scheiben schneiden ● In einer Pfanne Butter schmelzen lassen, die Äpfel darin kurz andünsten, mit Zimt würzen und die Nüsse und die Couscous-Mischung dazugeben ● Alles kurz rösten, mit Kardamom-, Kurkuma- und Kakaopulver abschmecken und am besten heiß servieren ● Bei Bedarf mit Honig süßen.

Besonders geeignet bei aufsteigendem Leber-*Yang*, Blut-Stase, *Qi*- und Blut-Mangel, Migräne.

Wer es morgens sehr eilig hat, kann die Couscous-Mischung bereits am Vorabend vorbereiten. In der Früh muss man dann nur noch die Äpfel dünsten und zusammen mit dem Couscous erwärmen.

Dhal – Rote Linsen mit Spinat

½ Zwiebel
300 ml Gemüsebrühe
150 g rote Linsen
½ TL Kreuzkümmel
½ TL Koriander
½ TL Kurkuma
200 g Blattspinat
Salz, Pfeffer

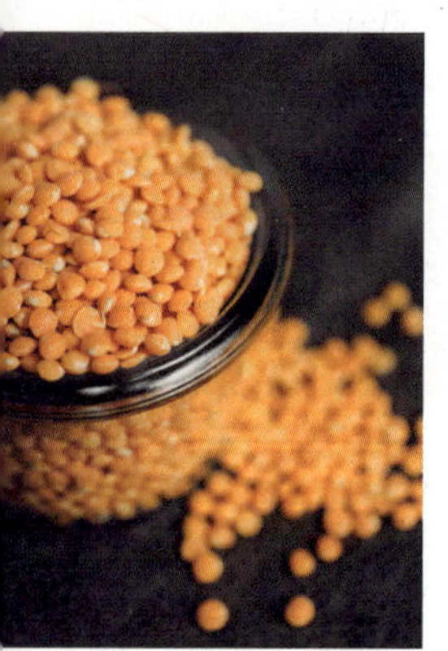

Zwiebel schälen und fein hacken und in einem Topf Gemüsebrühe aufkochen ● Rote Linsen mit Zwiebel, Kreuzkümmel, Koriander und Kurkuma für etwa 15 Minuten kochen, bis sie weich sind ● In der Zwischenzeit Blattspinat waschen und fein hacken, dann in etwas Salzwasser kurz blanchieren und mit Salz und Pfeffer abschmecken ● Die gekochten Linsen pürieren, bei Bedarf etwas Wasser zugeben (es sollte eine cremige Konsistenz erreicht werden) und mit Salz und Pfeffer abschmecken ● Das Dhal (Linsenpüree) in tiefen Tellern anrichten und Spinat darauf verteilen.

Besonders geeignet bei *Qi*- und Blut-Mangel, Schleim-Nässe, Nieren-Schwäche.

Rezepte für den Mittag oder Abend

Minestrone mit Bohnen

Suppengemüse nach Geschmack (Karotten, Stangensellerie, Zucchini, Fenchel, Porree, Blumenkohl, Brokkoli, Champignons)
1 Zwiebel
1 Stück Ingwer
2 EL Olivenöl
½ TL Bockshornkleesamen
etwas Muskat
Pfeffer
1 TL Kreuzkümmel, gemahlen
1,5–2 l Wasser oder Gemüsebrühe
200 g Bohnen gekocht, z. B. weiße Bohnen
Salz
1 TL Apfelessig
frische Kräuter nach Geschmack, z. B. Petersilie
1 Prise Paprikapulver

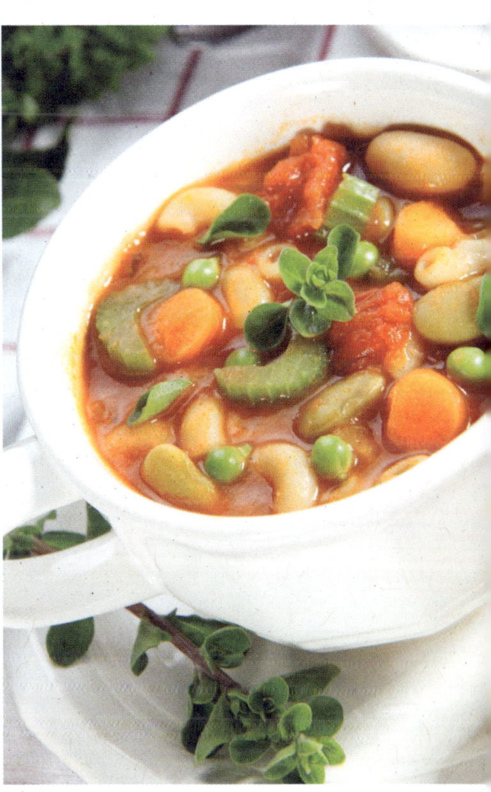

Suppengemüse waschen, putzen und in mundgerechte Stücke schneiden ● Zwiebel und Ingwer schälen und fein hacken, Olivenöl in einem Topf erhitzen, Zwiebel zugeben und kurz bräunen ● Gemüse, Ingwer, Bockshornkleesamen, Muskat, Pfeffer und Kreuzkümmel zugeben und mit etwa 1,5 bis 2 l Wasser oder Gemüsebrühe aufgießen ● Die Suppe etwa 20 Minuten lang köcheln lassen ● Dann gekochte Bohnen zugeben, weitere 5 Minuten köcheln ● Mit Salz, Apfelessig, Paprikapulver abschmecken ● Kräuter fein hacken und die Suppe damit verfeinern.

Besonders geeignet bei *Qi*- und Blut-Mangel, Schleim-Nässe, Nieren-Schwäche, Migräne.

Radieschen und Karotten mariniert

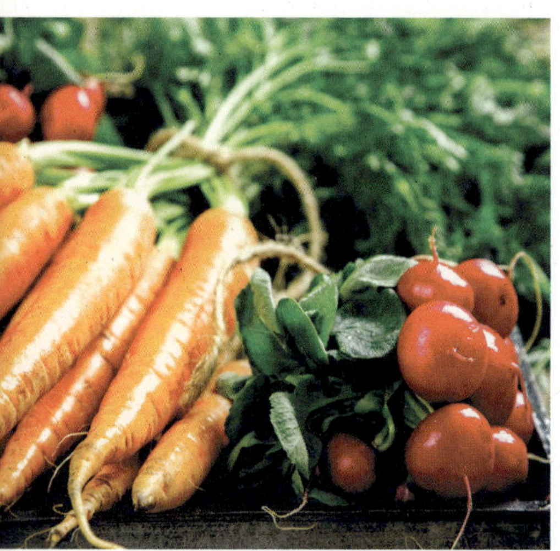

4 Karotten
1 Bund Radieschen
2 EL Sesamöl
2 EL Sesamsamen
Pfeffer, Salz
2 EL Apfelessig
2 EL Rapsöl
2 EL Sojasoße
½ TL Umeboshi-Mus
1 Bund Schnittlauch
2 Chinakohlblätter

Karotten schälen, halbieren, vierteln und in 2 cm lange Stifte schneiden, diese im Dampfgarer oder in etwas Wasser bissfest kochen ● Die Radieschen waschen, putzen und in dünne Scheiben schneiden oder hobeln, die Scheiben auf einem Teller mit einer Marinade aus Sesamöl, Sesam, Pfeffer, Salz und Essig kurz marinieren ● Die Karottenstifte ebenfalls auf einen Teller oder in eine Schüssel geben und in einer Marinade aus Rapsöl, Sojasoße und Umeboshi-Mus kurz ziehen lassen ● Schnittlauch in Röllchen schneiden und zu den Karotten geben ● Die beiden Salate auf Chinakohlblättern anrichten.

Besonders geeignet bei aufsteigendem Leber-*Yang*, Blut-Stase und Migräne.

Nach der Chinesischen Medizin wirken **RADIESCHEN** kühlend und erfrischend, d. h., sie reduzieren innere Hitze, stärken die Blutproduktion und lösen Stauungen. Die Karotten stärken aus Sicht der Chinesischen Medizin die Milzfunktion und Verdauung.
UMEBOSHI- ODER SALZPFLAUMEN sind in Salz und roten Shiso-Blättern eingelegte Ume-Früchte. Obwohl oft als Pflaumen bezeichnet, sind diese Früchte botanisch eher mit Aprikosen verwandt. Umeboshi sind in Asien sehr beliebt. Sie sind rot bis bräunlich gefärbt,

schmecken sehr salzig und sauer. In Bio-Läden und Reformhäusern sind sie im Glas eingelegt oder auch getrocknet bzw. als Paste erhältlich. Sie eignen sich zum Würzen von Speisen. Der stark salzige Geschmack und die Milchsäurebakterien, die durch die Fermentation entstehen, haben eine wohltuende therapeutische Wirkung bei Kopfschmerzen mit aufsteigendem Leber-*Yang* oder Blut-Stase.

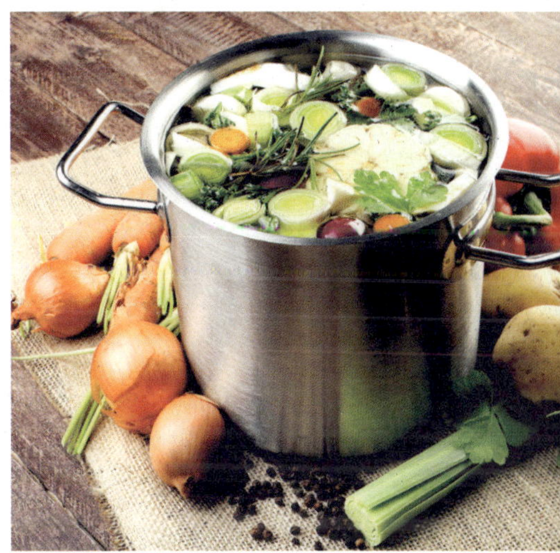

Stärkende Gemüsebrühe

Zutaten für etwa 2 Liter

6 große Hände voll Gemüse
3 l Wasser
Kräuter und Gewürze nach Belieben (z. B. Petersilie, Lorbeerblatt, Ingwer, Wacholderbeeren, Fenchelsamen, Oregano, Thymian, Majoran, Kurkumapulver, Koriandersamen)

Verwenden Sie bitte möglichst viele verschiedene frische Gemüsesorten, wobei mindestens vier der hier genannten dabei sein sollten: Fenchel, Kartoffeln, Kohlrüben (Steckrüben), Rettich (weiß oder schwarz), Pastinaken, Petersilienwurzeln, Stangensellerie, Knollensellerie, Zwiebeln, Lauch, Shiitake-Pilze.

Gemüse waschen, schälen, in grobe Stücke schneiden und alle Zutaten in einen großen Topf geben, aufkochen und bei geringer Hitze mindestens 2 Stunden köcheln lassen • Die Brühe abseihen, sofort heiß in Schraubdeckelgläser füllen und umgedreht auskühlen lassen • Die Brühe hält sich im Kühlschrank 3 bis 5 Tage und kann nach Bedarf aufgewärmt getrunken werden • Mit klein geschnittenem frischen Gemüse ist sie eine gute Basis für eine Gemüsesuppe mit Einlage.

Besonders geeignet bei aufsteigendem Leber-*Yang*, *Qi*- und Blut-Mangel, Schleim-Nässe.

Antikopfschmerzsuppe nach TCM

15 g getrocknete Shiitake-Pilze
1 EL Hijiki-Algen
2 EL Goji-Beeren (getrocknete Bocksdornfrüchte)
2 kleine Rettiche
1 Zwiebel
3 Karotten
1 Stück Ingwer, ca. 2 cm lang
1,5 l Wasser
4 EL Tamari, Shoyu oder Shiso
frisch gehackte Kräuter nach Belieben

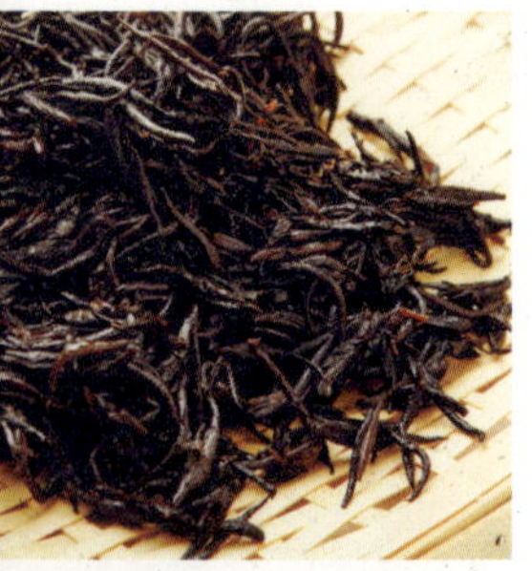

Shiitake-Pilze, Algen und Goji-Beeren in heißem Wasser 10 Minuten lang einweichen, das Einweichwasser zum Kochen verwenden ● Rettiche schälen und in Würfel schneiden, Zwiebel schälen und in Ringe schneiden, Karotten putzen und in dünne Scheiben schneiden, Ingwer schälen und fein hacken ● In einem Topf ca. 1,5 l Wasser mit dem Einweichwasser aufkochen, das Gemüse darin 20 bis 25 Minuten zugedeckt kochen ● Dann den Topf von der Herdplatte nehmen und mit Tamari, Shoyu oder Shiso abschmecken ● Mit frischen Kräutern bestreut servieren.

Besonders geeignet bei *Qi*- und Blut-Mangel, aufsteigendem Leber-*Yang*, Blut-Stase, Schleim-Nässe, Migräne.

BOCKSDORNFRÜCHTE (Goji-Beeren) sind in Asialäden, gut sortierten Supermärkten oder in Apotheken erhältlich, die chinesische Kräuter führen. Die kleinen Früchte lassen sich sehr gut in unserer heimischen Küche einsetzen. Sie eignen sich als Zutat für Kompotte, Suppen, Eintöpfe, Reisbrei, gekochtes Getreide, Aufläufe, als Tee, in Salaten, oder man isst sie wie Rosinen. Sie nähren das Blut und bauen das *Qi* auf. Deshalb sind sie bei Kopfschmerzen des Mangel-Typs eine gute Unterstützung.

Goldene Kraftsuppe

Ergibt ca. 6 Liter

2 Suppenhühner à max. 1,5 kg
2 Putenunterschenkel à 500 g
1,5 kg Rinderbeinscheiben
Wasser
6 Selleriestangen
3 große Karotten
3 große Zwiebeln
1 EL schwarze Pfefferkörner
10 Scheiben Ingwer
450 g geschälte Tomaten
1 Bund Petersilie
1 TL Kurkuma
1 TL Paprikapulver
Meersalz

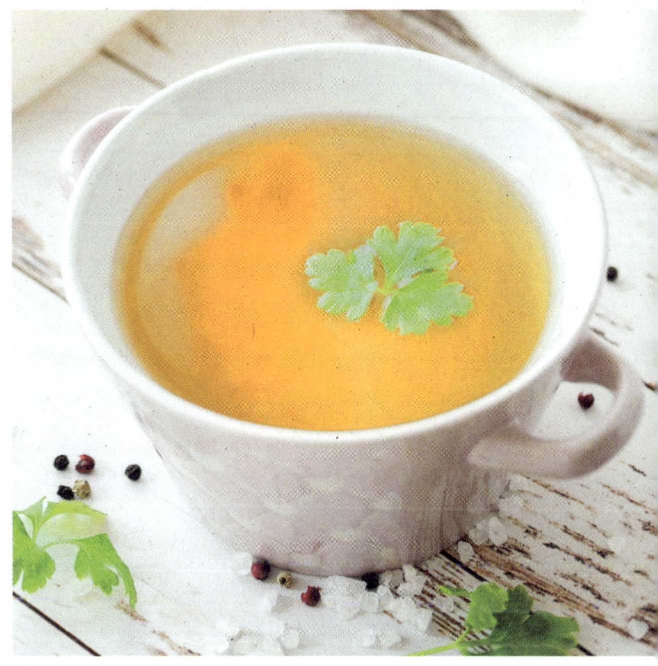

Alle Fleisch- und Knochenteile in einen großen Topf geben und mit kaltem Wasser bedecken und bei starker Hitze aufkochen (ca. 1 Stunde), dabei ca. alle 20 Minuten den Schaum von der Oberfläche abschöpfen. Sobald das Wasser kocht, Hitze reduzieren und ca. 2 Stunden lang köcheln lassen. Dabei 2-mal den Schaum abschöpfen ● Gemüse grob hacken, dem Topf zugeben und 3 bis 5 Stunden weiterköcheln lassen; dabei kontrollieren, ob die Knochen noch vollständig mit Wasser bedeckt sind ● Danach die festen Bestandteile mit einem Löffel herausnehmen und ggf. für eine Remouillage (siehe Tipp unten) beiseitestellen ● Die Kraftsuppe durch ein feinmaschiges Sieb abgießen, mit Salz abschmecken und abkühlen lassen ● Die abgekühlte Kraftsuppe in Behälter füllen und über Nacht kalt stellen und morgens das hart gewordene Fett abnehmen ● Die Kraftsuppe bis zu 5 Tage im Kühlschrank aufbewahren, alternativ die Kraftsuppe kochend heiß in Schraubgläser füllen und auskühlen lassen, Haltbarkeit 5 bis 6 Tage im Kühlschrank.

Besonders geeignet bei *Qi*- und Blut-Mangel, Schleim-Nässe, Nieren-Schwäche.

FLEISCH UND KNOCHEN von drei verschiedenen Tieren sorgen für einen ausgesprochen komplexen Geschmack. Die Kraftsuppe ist unglaublich köstlich und nahrhaft. Suppenhühner, also ältere Tiere mit festem, aber sehr aromatischem Fleisch, eignen sich perfekt für diese Kraftsuppe.

Eine Remouillage oder Nach-Kraftsuppe ist ein zweiter Aufguss aus den Knochen und geschmacksgebenden Zutaten, aus denen man bereits Kraftsuppe hergestellt hat. Mit der Herstellung einer Remouillage wird das absolute Maximum an Nutzen gezogen, da die ausgekochten Knochen und das Gemüse noch einmal weiterverarbeitet werden. Dazu am besten die Kraftsuppe abgießen und alles andere im Topf lassen, nochmals mit kaltem Wasser bedecken, aufkochen lassen und 1 bis 2 Stunden köcheln. Nochmals abseihen, und schon ist die Nach-Kraftsuppe oder Remouillage fertig. Für eine Remouillage gibt es viele Einsatzmöglichkeiten, z. B. kann man sie anstelle von Wasser für die nächste Kraftsuppe verwenden oder auch für Suppen, Risotto, Eintöpfe usw.

Blumenkohlsuppe mit Polenta

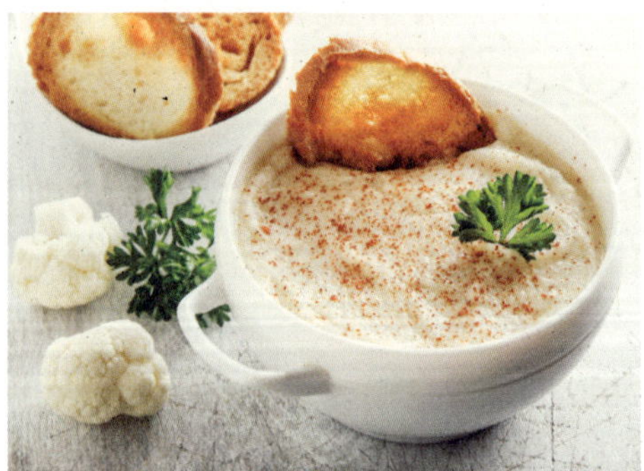

750 ml Wasser
1 kleiner Blumenkohl
½ EL Anissamen
100 g Polenta (Maisgrieß)
Pfeffer
½ TL Ingwer gerieben
1 Prise Salz
Saft einer halben Zitrone
Paprikapulver oder Kurkuma
optional: mit 150 ml Kokosmilch verfeinern
frische Kräuter zum Garnieren (z. B. Petersilie)

Wasser in einem Topf erhitzen ● Blumenkohl vom Strunk trennen, waschen und in kleine Stücke schneiden ● Blumenkohlstücke, Anissamen und Polenta im Wasser aufkochen ● Mit Pfeffer, geriebenem Ingwer, Salz, Zitronensaft und Paprikapulver oder Kurkuma abschmecken ● Die Suppe für 10 bis 15 Minuten kochen, bis der Blumenkohl weich ist, hin und wieder umrühren, damit die Polenta nicht am Topfboden klebt ● Topf vom Herd nehmen, die Suppe mit dem Stabmixer pürieren und anschließend mit frischen Kräutern garnieren.

Besonders geeignet bei *Qi*- und Blut-Mangel, Schleim-Nässe.

Kartoffel-Gemüse-Gulasch mit Räuchertofu

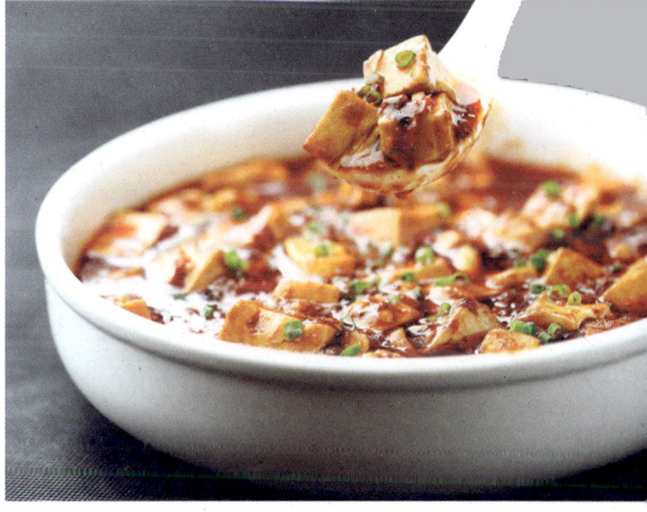

200 g Kartoffeln
1 Zucchini
½ Stange Lauch oder ½ Bund Frühlingszwiebeln
4 Tomaten (oder 1 Dose Tomatenwürfel)
200 g Räuchertofu
1 EL Olivenöl
½ TL Ingwer gerieben
300 ml Wasser
1 EL Paprikapulver
Pfeffer
Salz
1 EL Apfelessig

Kartoffeln waschen, schälen und vierteln ● Zucchini waschen, der Länge nach halbieren und in mundgerechte Stücke schneiden, Lauch bzw. Frühlingszwiebeln waschen und in dünne Ringe schneiden, Tomaten und Räuchertofu in Würfel schneiden ● Olivenöl in einem Topf erhitzen, Lauch bzw. Frühlingszwiebeln anbraten und Kartoffeln und geriebenen Ingwer zugeben, das Ganze mit Wasser aufgießen ● Tomatenwürfel zugeben und mit Paprikapulver würzen. Zugedeckt 10 Minuten kochen. Dann die Zucchinistücke unterrühren, mit Pfeffer, Salz und Essig würzen ● Zum Schluss die Tofuwürfel unterrühren und weitere 5 Minuten kochen, bei Bedarf nochmals abschmecken.

Besonders geeignet bei aufsteigendem Leber-*Yang*, Schleim-Nässe, Nieren-Schwäche, Migräne.

Kartoffelrisotto mit Kohlrabigemüse und Kürbiskernen

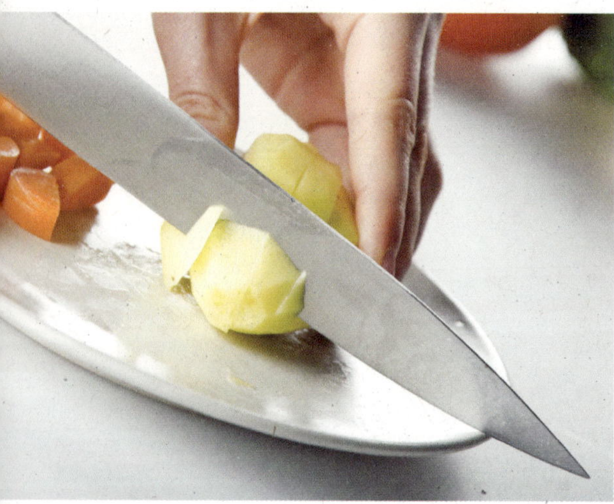

400 g Kartoffeln
1 Zwiebel
1 Karotte
1 Kohlrabi
½ Bund Petersilie
50 g Parmesan
2 EL Rapsöl
250 ml Gemüsebrühe
Pfeffer aus der Mühle
1 Prise Salz
Saft einer halben Zitrone
1 Prise Kurkumapulver
2 EL Schlagsahne oder Sojasahne
80 g Kürbiskerne

Kartoffeln und Zwiebel schälen und in kleine Würfel schneiden, Karotte und Kohlrabi schälen und in mundgerechte Stücke schneiden, Petersilie waschen, trocken schütteln und fein hacken ● Parmesan reiben ● Zwiebel und Kartoffeln in heißem Rapsöl leicht anbraten, die Hälfte der Gemüsebrühe zugießen und bei mittlerer Hitze einkochen lassen, dabei öfter umrühren ● Dann Kohlrabi und Karotten zugeben und immer wieder etwas Gemüsebrühe dazugießen und verkochen lassen, bis das Gemüse gar ist (ca. 20 Minuten) ● Mit Pfeffer, Salz, Zitronensaft und Kurkuma abschmecken ● Schlag- oder Sojasahne und Parmesan unterrühren, zum Schluss mit Petersilie bestreuen ● Eine beschichtete Pfanne erhitzen, Kürbiskerne darin anrösten ● Risotto mit Kürbiskernen bestreut servieren.

Besonders geeignet bei *Qi*- und Blut-Mangel, Schleim-Nässe, Nieren-Schwäche.

Chinakohl-Hirse-Rouladen

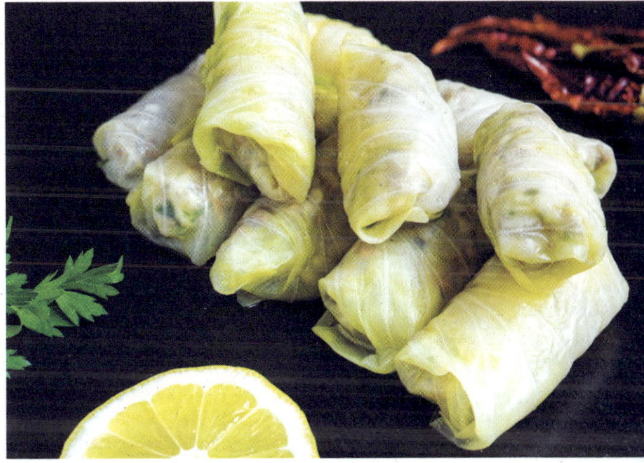

200 g gekochte Hirse
1 kleine Zwiebel
2 Karotten
200 g Champignons
1 EL Rapsöl
Pfeffer aus der Mühle
½ TL Korianderpulver
Salz
200 g Sojasprossen
½ Chilischote, fein gehackt
8 Chinakohlblätter
1 Knoblauchzehe
6 EL Sojasoße
1 TL Umeboshi-Mus

Zwiebel schälen und fein hacken, Karotten waschen, putzen und in sehr dünne Streifen schneiden, Champignons putzen und in dünne Scheiben schneiden ● Rapsöl in einer Pfanne erhitzen, Zwiebel anbraten und dann die Karotten und Champignons zugeben und mit Pfeffer, Koriander und Salz abschmecken ● Zum Schluss die Sojasprossen und die gehackte Chilischote zugeben und alles gut durchmischen und kurz dünsten ● Die gekochte Hirse zugeben und alles nochmals abschmecken ● Chinakohlblätter waschen und in kochendem Wasser kurz blanchieren, die Blätter nacheinander mit etwas Gemüse-Hirse-Mischung füllen und zu kleinen Rouladen einrollen ● Die Rouladen entweder im Gemüseeinsatz, Bambuskorb oder Dampfgarer etwa 5 Minuten lang dämpfen • Knoblauchzehe schälen, fein hacken oder pressen und mit Sojasoße und Umeboshi-Mus zu einer Soße verrühren und zu den Rouladen reichen.

Besonders geeignet bei *Qi*- und Blut-Mangel, Schleim-Nässe.

Quinoa-Pilz-Pfanne

200 g Quinoa, gekocht
1 Zwiebel
2 EL Olivenöl
400 g Austernpilze (ersatzweise Champignons)
2 Tomaten
1 Prise Salz
Pfeffer
Saft einer halben Zitrone
1 Bund Petersilie

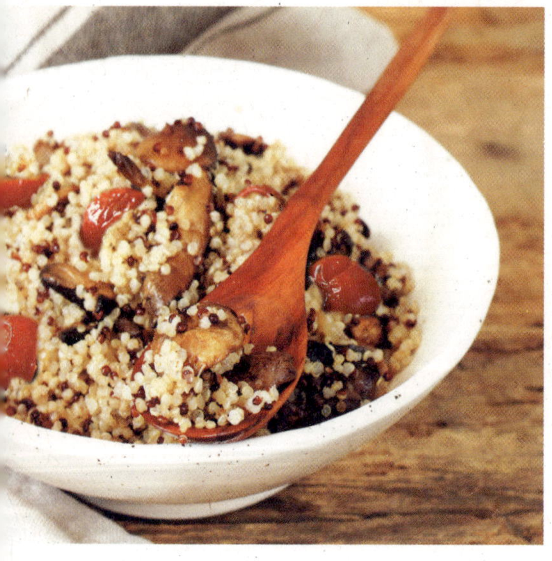

Zwiebel schälen und fein hacken • In einer Pfanne Olivenöl erhitzen und die Zwiebel kurz andünsten • Pilze putzen, mit den Händen in Streifen zerteilen, harte Stiele entfernen und kurz mitdünsten • Tomaten waschen, in Würfel schneiden und zu den Pilzen geben • Mit Salz, Pfeffer und Zitronensaft abschmecken • Zuletzt die vorgekochte Quinoa unterrühren • Petersilie waschen, fein hacken und damit bestreuen.

Besonders geeignet bei aufsteigendem Leber-*Yang*, Blut-Stase, Nieren-Schwäche, Migräne.

Kartoffel-Endivien-Salat mit Weintrauben und Nüssen

250 g Kartoffeln
1 EL Rapsöl
Pfeffer
1 Prise Salz
2 EL weißer Balsamico-Essig
100 g Endiviensalat
1 Handvoll Weintrauben
2 EL Walnüsse

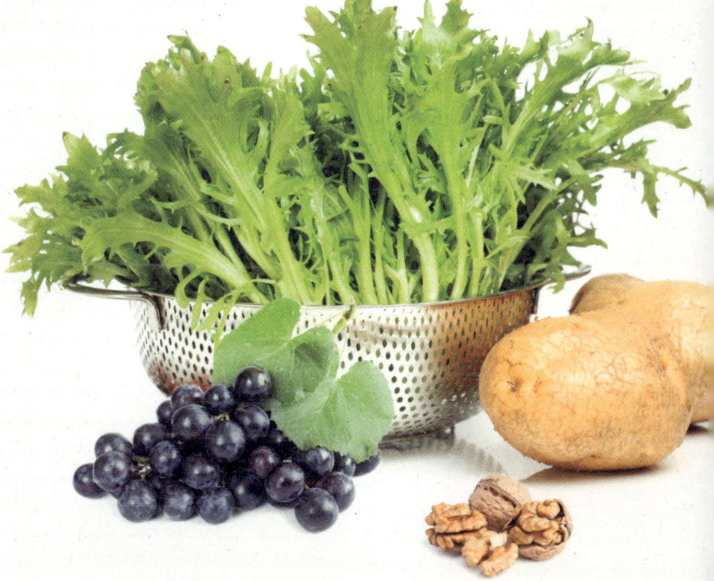

Die Kartoffeln waschen, in Wasser 20 bis 25 Minuten weich kochen, schälen und in Scheiben schneiden ● Die Kartoffelscheiben in einer Schüssel mit Öl vermischen und mit Pfeffer, Salz und Essig würzen ● Endiviensalat putzen, waschen, in feine Streifen schneiden und unter den Kartoffelsalat mischen ● Weintrauben waschen und gemeinsam mit den Nüssen über den Salat streuen.

Besonders geeignet bei aufsteigendem Leber-*Yang*, Blut-Stase, Schleim-Nässe.

Desserts

Obst als Kompott – besonders bekömmlich

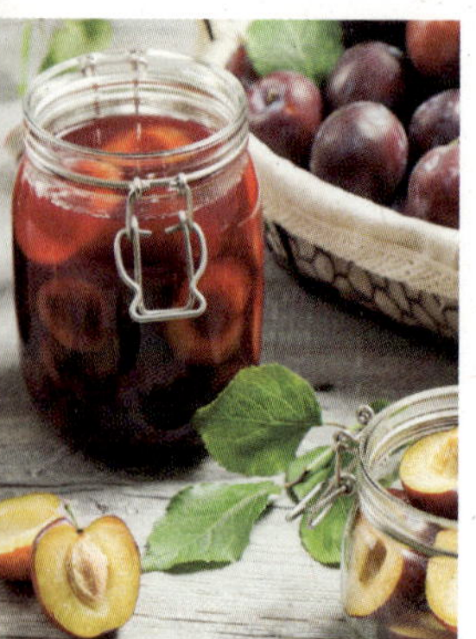

Zwetschgenkompott

300 g Zwetschgen
50 ml roter Traubensaft
1 Zimtstange

Die Zwetschgen waschen, halbieren und entkernen ● In einem Topf den Traubensaft mit den Zwetschgenhälften und der Zimtstange aufkochen ● 5 bis 10 Minuten zu einem Kompott einkochen, Zimtstange entfernen und heiß oder ausgekühlt servieren.

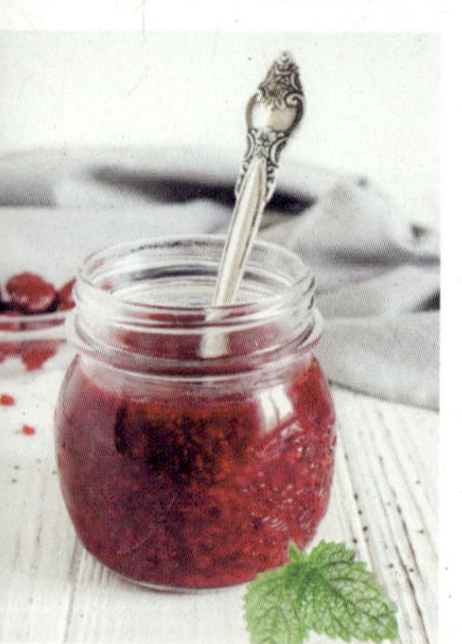

Himbeerkompott

250 g Himbeeren
1 EL Vanillezucker
1 Prise Kardamonpulver
3 EL Wasser
1 Zweig Zitronenmelisse

Die Himbeeren in einem Topf mit Vanillezucker, Kardamom und Wasser 3 bis 4 Minuten kochen ● Etwas auskühlen lassen ● Melissenblätter fein schneiden und das Kompott mit Melisse garniert servieren.

Besonders geeignet bei *Qi*- und Blut-Mangel.

Früchte sind Vitaminbomben. Vor allem als Kompott sind sie sehr erfrischend und bekömmlich. Nach der Chinesischen Medizin unterstützen **ZWETSCHGEN** oder **PFLAUMEN** den Blutaufbau und regulieren die Darmtätigkeit. Rote Obstsorten wie etwa **HIMBEEREN** tonisieren aus Sicht der Chinesischen Medizin das Blut, d. h., sie helfen bei Blut-Mangel, Anämie und auch bei Sehschwäche.

Gewürzbirne

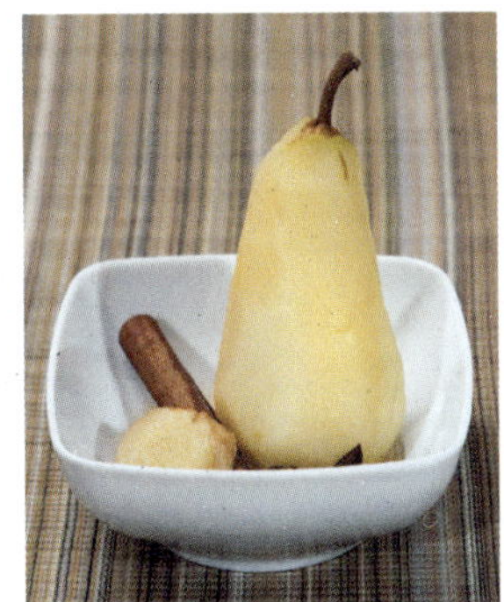

125 ml Apfel- oder Traubensaft
100 ml Wasser
1 Zimtstange
1 EL Honig
4 Nelken
1 Sternanis
4 Kardamomkapseln
1 Scheibe Ingwer
2 kleine Birnen
1 TL Zitronensaft

Traubensaft mit Wasser, Zimt, Honig, Nelken, Sternanis, Kardamom und Ingwer in einem kleinen Topf erhitzen und 10 Minuten zugedeckt ziehen lassen ● In der Zwischenzeit Birnen schälen und sofort mit etwas Zitronensaft beträufeln, damit sie sich nicht dunkel verfärben ● Die Birnen mit dem Stängel nach oben in den Sud stellen und zugedeckt 10 bis 15 Minuten lang sieden lassen, bis sie weich sind ● Birnen herausnehmen und je eine in ein Schälchen geben ● Den Sud bei starker Hitze einige Minuten lang kochen, bis er etwa auf die Hälfte reduziert ist ● Sud über die Birnen gießen und im Kühlschrank am besten über Nacht gut durchziehen lassen.

Besonders geeignet bei *Qi*- und Blut-Mangel, Schleim-Nässe.

BIRNEN sind in unseren Breiten ein beliebtes Obst. Die Volksheilkunde empfiehlt Birnen vor allem gekocht oder gedünstet. Auch in der Chinesischen Medizin werden Birnen empfohlen, da sie schleimlösend wirken, die Verdauung fördern und Körperflüssigkeiten bilden. Birnen werden in der Chinesischen Medizin als kühlend eingestuft. Durch die Zugabe von wärmendem Zimt oder Nelken wird diese Wirkung ausgeglichen.

Rote Grütze – Grüne Grütze

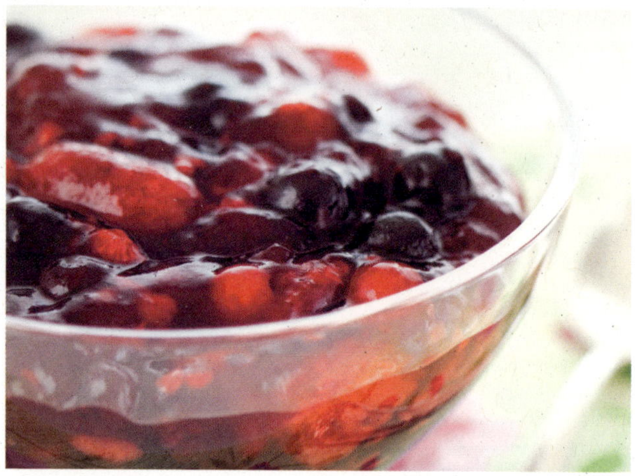

Rote Grütze

75 g Erdbeeren
75 g rote Johannisbeeren
50 g schwarze Johannisbeeren
50 g Himbeeren
75 g süße Kirschen
125 ml Wasser
etwas geriebene Orangen- oder Zitronenschale
1 EL Honig
1 Prise Kardamompulver
1 EL Speisestärke oder Pfeilwurzelmehl

Erdbeeren waschen und Stiele entfernen, Johannisbeeren von den Stielen zupfen, Kirschen entkernen ● Wasser in einem Topf mit dem Obst, geriebener Orangen- oder Zitronenschale, Honig und Kardamom aufkochen und ein paar Minuten lang bei mittlerer Hitze zu einem Kompott einkochen ● Speisestärke in etwas kaltem Wasser anrühren, zum Kompott geben und nochmals aufkochen, bis es sämig wird ● Die Rote Grütze dann auskühlen lassen und gekühlt servieren.

Grüne Grütze

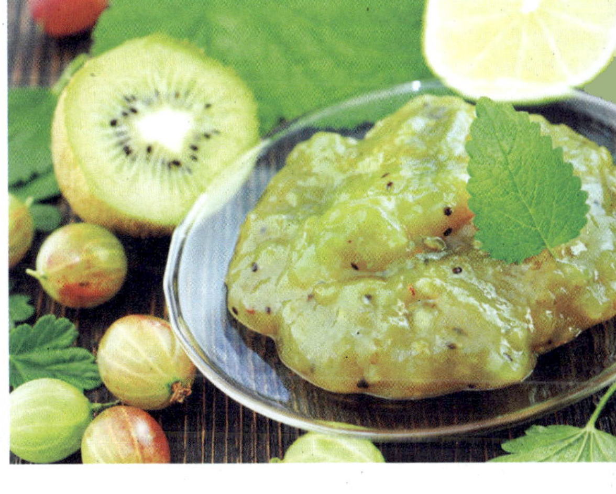

200 g Stachelbeeren
2 Kiwis
100 ml Wasser
1 Prise Kakaopulver
1 EL Honig
1 Prise Kardamompulver
etwas geriebener Ingwer
1 EL Speisestärke oder Pfeilwurzelmehl

Stachelbeeren putzen, Stiele und Kelchblätter entfernen, Kiwis schälen und vierteln ● Wasser in einem Topf mit dem Obst, Kakaopulver, Honig, Kardamom und Ingwer aufkochen und ein paar Minuten lang bei mittlerer Hitze zu einem Kompott einkochen ● Speisestärke in etwas kaltem Wasser anrühren, zum Kompott geben und nochmals aufkochen, bis es sämig wird ● Die Grüne Grütze dann auskühlen lassen und gekühlt servieren.

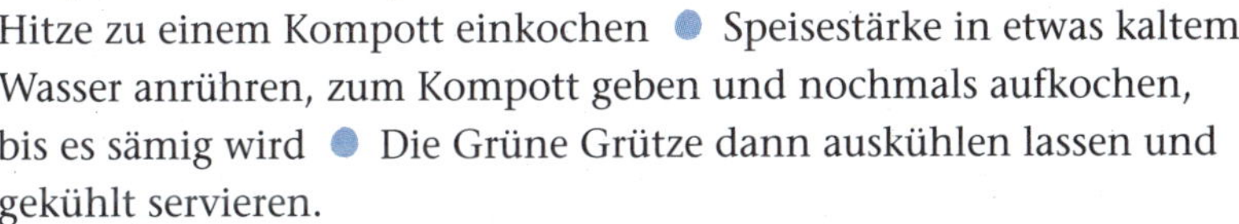

Besonders geeignet bei *Qi*- und Blut-Mangel und Migräne. Grüne Grütze ist ideal bei aufsteigendem Leber-*Yang* und Blut-Stase.

Bei Roter oder Grüner Grütze ist erlaubt, was gefällt. Am besten nutzt man, was gerade im Garten Saison hat, dabei wird auch vor nicht roten Beeren kein Halt gemacht. Aus Pfirsichen, gelben Stachelbeeren, Ananas, Bananen oder anderen gelben Früchten können Sie beispielsweise Gelbe Grütze herstellen.

Hirse mit Birnen und Weintrauben

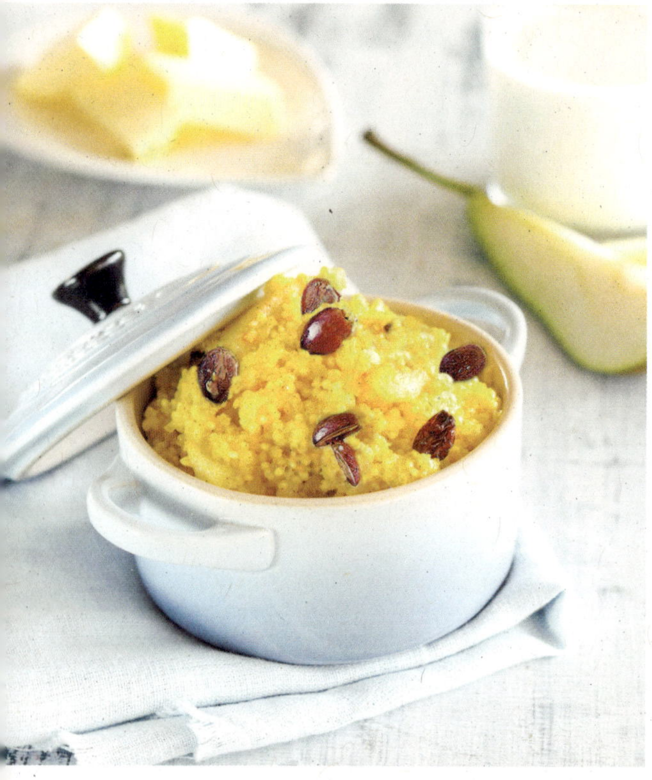

2 Tassen Wasser
1 Tasse Hirse
1 Birne
150 g (dunkle) Weintrauben
1 TL Ingwer, gerieben
Saft einer halben Zitrone
etwas geriebene Zitronenschale

Wasser in einem Topf mit der Hirse aufkochen und zugedeckt bei mittlerer Hitze für etwa 15 Minuten weich kochen ● In der Zwischenzeit die Birne schälen und in mundgerechte Stücke schneiden, Weintrauben waschen und halbieren ● Obst zur gekochten Hirse geben und mit geriebenem Ingwer, Zitronensaft und -schale abschmecken ● Alles gut durchrühren und nochmals 5 bis 10 Minuten quellen lassen.

Besonders geeignet bei *Qi*- und Blut-Mangel, Schleim-Nässe, Nieren-Schwäche.

Mit Nüssen, geriebenen Erdmandeln oder Mandelmus verfeinern.

Äpfel mit Knusperstreuseln

Saft und Schale einer halben Zitrone
2 Äpfel
30 g Butter
1 EL Honig
Mark einer Vanilleschote
½ TL Kardamompulver
½ TL Nelkenpulver
60 g Haferflocken
1 Prise Salz
1 TL Kakaopulver

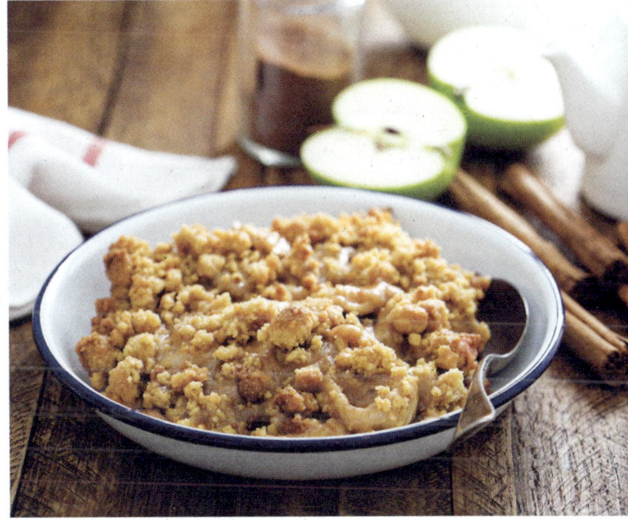

Backofen auf 180 Grad vorheizen ● Zitrone waschen, die Schale abreiben und den Saft auspressen, Äpfel schälen, vierteln und entkernen ● Die Apfelstücke in Spalten oder Scheiben schneiden und in einer Auflaufform mit Zitronensaft beträufelt einlegen ● In einer Schüssel kalte Butter mit Honig, Vanille, Kardamom-, Nelkenpulver, Haferflocken, Salz und Kakaopulver mit den Fingern verkrümeln, bis Streusel entstehen ● Diese Streusel dann über die Äpfel verteilen und im Backofen ca. 30 Minuten goldbraun backen.

Besonders geeignet bei *Qi*- und Blut-Mangel, Schleim-Nässe, Nieren-Schwäche.

Kräuter und Gewürze zur Linderung von Kopfschmerzen

Gewürze und frische Kräuter sind nicht nur ein kulinarischer Hochgenuss, sondern auch echte Multitalente. Richtig eingesetzt, würzen und verfeinern sie unsere Speisen und helfen uns außerdem dabei, Kopfschmerzen unter Kontrolle zu bringen.

Da es keine klare Definition von Kräutern gibt, ist der Übergang von Kräutern zu Gewürzen oder Gemüse fließend. Zuweilen wird zwischen Heilkräutern, Gewürzkräutern und Küchenkräutern unterschieden. In China sagt man, der Unterschied zwischen Heilkräutern und Lebensmitteln sei schlicht die verabreichte Dosis.

Hier finden Sie einige Gewürze und Kräuter, die häufig bei Kopfschmerzen eingesetzt werden.

Getrockneter Ingwer (Gan Jiang 干姜)

Ingwer gilt als heißes und scharfes Gewürz und wird nicht nur in China als Gewürz und als Arzneimittel verwendet. Er vertreibt innere Kälte und Blut-Stasen, die durch Kälte ausgelöst sind. Somit kann er bei Kopfschmerzen, die durch Kälte ausgelöst werden, zu einer deutlichen Linderung führen. Aber auch bei Migräne aufgrund von überaktivem Leber-*Yang* und einer Leber-*Qi*-Stauung wird der getrocknete Ingwer erfolgreich eingesetzt. Studien zufolge hat ¼ bis ⅛ TL Ingwerpulver die gleiche Wirkung wie Sumatriptan, ein gängiges Mittel zur Behandlung von Migräne. Dafür muss das Ingwerpulver bei den ersten Anzeichen einer Migräne genommen werden. Bitte beachten Sie, dass der Ingwer mit möglichst wenig Wasser eingenommen werden sollte, um die Konzentration im Magen nicht zu verdünnen. Die Vorteile von Ingwer liegen klar auf der Hand: Er ist günstig, leicht erhältlich und hat deutlich weniger Nebenwirkungen als Schmerztabletten.

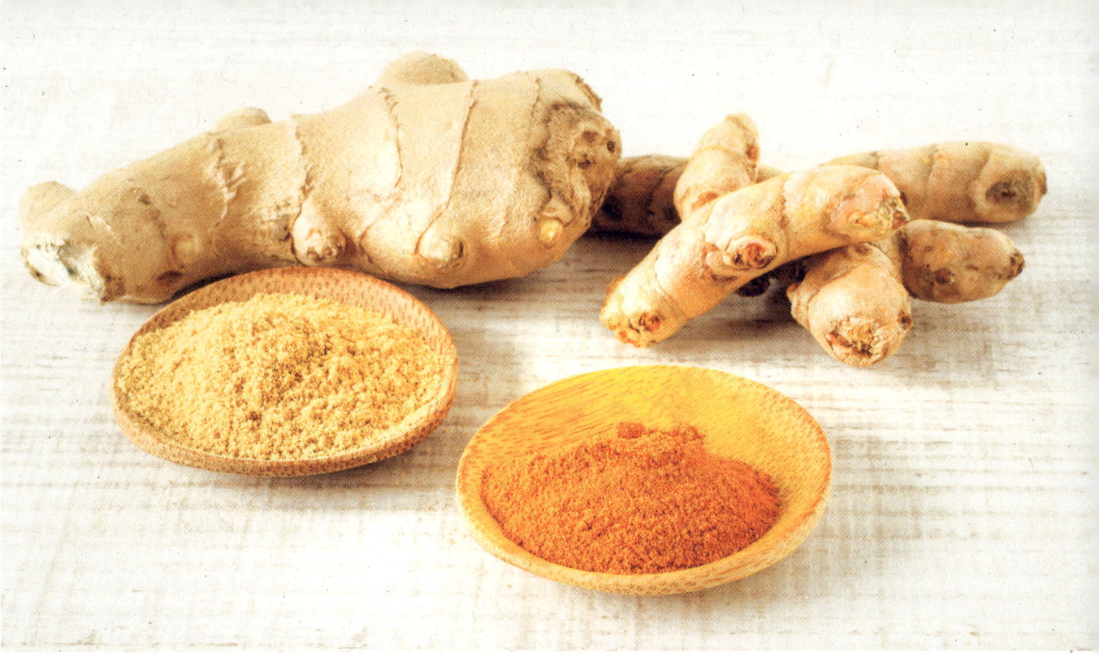

Kurkuma

Kurkuma oder Gelbwurz gehört zu den Ingwergewächsen. Durch seinen scharf-bitteren Geschmack bewegt er das *Qi* und Blut und löst *Qi*-Stauungen und Blut-Stasen. Deshalb kann man ihn bei Kopfschmerzen aufgrund von aufsteigendem Leber-*Yang* und Blut-Stase anwenden. Da die gesunden Wirkstoffe schlecht wasserlöslich sind, sollte Kurkuma immer mit etwas Pflanzenöl eingenommen werden. Die leider etwas schlechte Bio-Verfügbarkeit wird durch den gleichzeitigen Konsum von Pfeffer (mit dem Wirkstoff Piperin) verbessert. Dadurch wird die Resorption des im Kurkuma enthaltenen Curcumins um bis zum 1000-Fachen gesteigert.

Kurkuma enthält Salicylate, den blutverdünnenden Wirkstoff, der u. a. in Aspirin enthalten ist. Wer Probleme mit der Blutverdünnung hat, sollte auf Kurkuma verzichten.

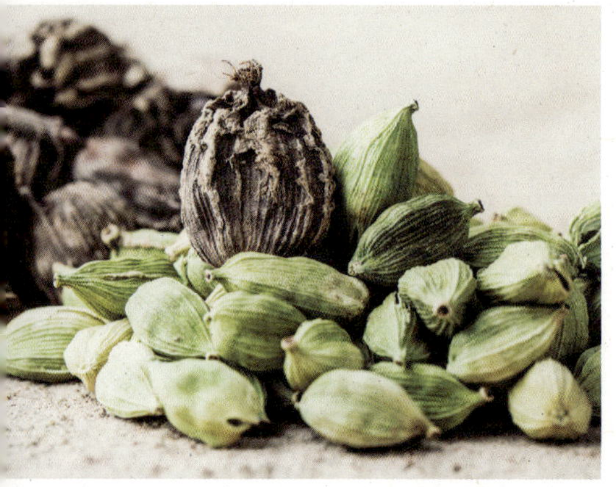

Kardamom

Kardamom gilt als scharf und warm. Er stärkt und bewegt das *Qi* und kann deshalb sowohl bei *Qi*-Mangel als auch bei *Qi*-Stauung eingesetzt werden. Vom Kardamom werden die getrockneten Kapseln ganz oder gemahlen zum Würzen verwendet. Kardamom ist eine beliebte Zutat für Kuchen, Lebkuchen und Kekse. Er passt gut in Kompotte und süße Aufläufe. Aber auch Tee und Kaffee werden mit einer Prise Kardamom verfeinert – er macht Kaffee bekömmlicher. Er ist ein Bestandteil von Currymischungen und wird auch zum Würzen von Wurst und Pasteten verwendet. Durch kurzes Rösten in einer ungefetteten Pfanne wird der balsamisch-mentholige Geschmack intensiver. Ganze Kardamomkapseln und ganze Samen können länger mitgegart werden. Gemahlenen Kardamom erst am Ende der Garzeit hinzufügen.

Petersilie

Petersilie weist einen süß-scharfen Geschmack auf und wirkt erwärmend. Sie hat zahlreiche positive Wirkungen auf den Körper: Unter anderem hilft sie bei der Blutbildung und stärkt die Nieren. Deshalb eignet sie sich besonders bei Kopfschmerzen vom *Qi*- und Blut-Mangel-Typ sowie bei Nieren-Schwäche. Von der Petersilie werden die geschnittenen, frischen oder trockenen Blätter verwendet. Sie sollte nur kurz mitgekocht werden.

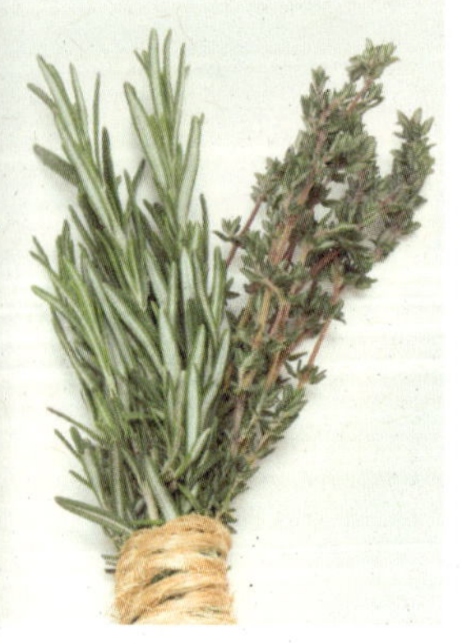

Thymian und Rosmarin

Thymian und Rosmarin haben scharf-süße, warme und trocknende Eigenschaften. Dadurch sind diese Gewürze natürliche Schleimlöser und helfen generell, die Körperenergien in Bewegung zu bringen. Bei Kopfschmerzen vom Schleim-Nässe-Typ bringen Speisen, die mit Thymian und Rosmarin gewürzt sind, Erleichterung. Beide Kräuter können als Gewürz verwendet oder auch als Tee getrunken werden.

Tees

Teetrinken ist nicht gleich Teetrinken

Tees und Teemischungen eignen sich hervorragend als Unterstützung bei Kopfschmerzen. Kaufen Sie Ihre Teekräuter am besten in der Apotheke, im Reformhaus oder Bioladen, dann wissen Sie, dass Sie qualitativ hochwertige Produkte erhalten. Außerdem kann Sie etwa ein Apotheker in Sachen Dosierung und Teemischung gut beraten.

Der Fülle-Kopfschmerz-Typ wird unterstützt durch kühlende und beruhigende Kräutertees, die aufsteigendes Leber-*Yang* beruhigen, Stauungen im *Qi*- und Blutfluss auflösen und die Energie vom Kopf nach unten leiten. Der Mangel-Typ profitiert mehr von Kräutertees, die den Körper wärmen und stärken. Als Süßungsmittel ist saisonaler Honig besser geeignet als Zucker oder Süßstoff.

Die Tees, die wir Ihnen auf den folgenden Seiten vorstellen, werden meist folgendermaßen zubereitet: Wasser abkochen und auf 80 bis 90 Grad Celsius abkühlen lassen, Tee aufgießen und einige Minuten ziehen lassen, Teebeutel entfernen oder Tee abgießen und genießen. Genauere Instruktionen finden Sie ggf. bei den einzelnen Tees. Nach dem Essen sollten Sie eine halbe Stunde warten, bevor Sie Tee trinken, um Wechselwirkungen und Verdauungsbeschwerden zu vermeiden.

Teesorten, die bei Kopfschmerzen und Migräne helfen

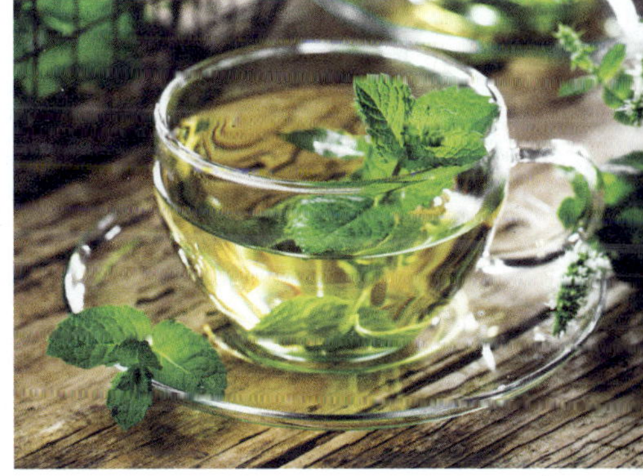

Pfefferminztee

Die Pfefferminze gilt als kühlend und scharf und wird bei Kopfschmerzen aufgrund von aufsteigendem Leber-*Yang* oder auch Wind-Hitze (siehe Band »Erkältungen und grippale Infekte) verwendet.

Bei Kopfschmerzen hilft auch ätherisches Pfefferminzöl. Massieren Sie ein paar Tropfen in die Schläfen ein. Die ätherischen Öle der Pfefferminze hemmen die Bildung von Schmerzstoffen, helfen, die Muskulatur zu entspannen, und lindern so die Kopfschmerzen. Dabei wirkt Pfefferminze so rasch und zuverlässig wie Paracetamol, jedoch ohne bekannte Nebenwirkungen. Das Auftragen des Pfefferminzöls ist übrigens auch bei Schulkindern möglich. Achten Sie beim Auftragen darauf, dass das Pfefferminzöl nicht in die Augen gerät.

Kamillentee

Ein Tee aus Kamillenblüten ist ein altbewährtes Mittel bei Kopfschmerzen durch aufsteigendes Leber-*Yang* und bei Migräne. Zudem lindert er Magenbeschwerden, die häufig als Begleitsymptome der Migräne auftreten.

Zubereitung: Nehmen Sie 2 TL getrocknete Kamillenblüten für eine Tasse Tee, und lassen Sie diese Mischung 10 Minuten ziehen.

Wacholdertee

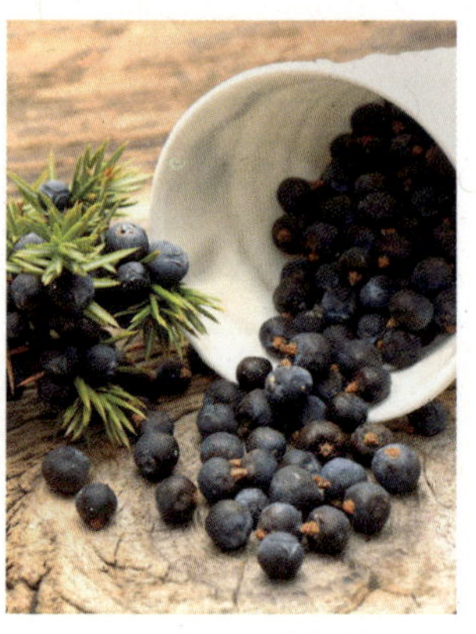

Der Wacholder ist ein Zypressengewächs und wächst an hellen, sonnigen Standorten. Die Wacholderbeeren schmecken etwas sauer und können dadurch die Leber beruhigen. Außerdem wirken Wacholderbeeren antibakteriell und helfen, Schleim zu lösen und Schmerzen zu stillen. Daher hilft Wacholdertee gut bei beginnenden Kopfschmerzen und Migräne, aber auch bei Erkältungen und prämenstruellem Syndrom.

Zubereitung: Wenn Sie spüren, dass Kopfschmerzen entstehen, zerkleinern Sie 1 TL getrocknete Wacholderbeeren, und übergießen Sie diese mit einer Tasse kochendem Wasser. Lassen Sie den Tee 10 Minuten ziehen, dann abseihen und trinken.

Eine hohe Dosierung von Wacholder kann womöglich das Nierengewebe reizen. Daher sollten Schwangere und Menschen mit entzündlichen Nierenerkrankungen auf die Einnahme von Wacholder verzichten bzw. seine lang dauernde Anwendung oder Überdosierung meiden.

Hibiskusblütentee

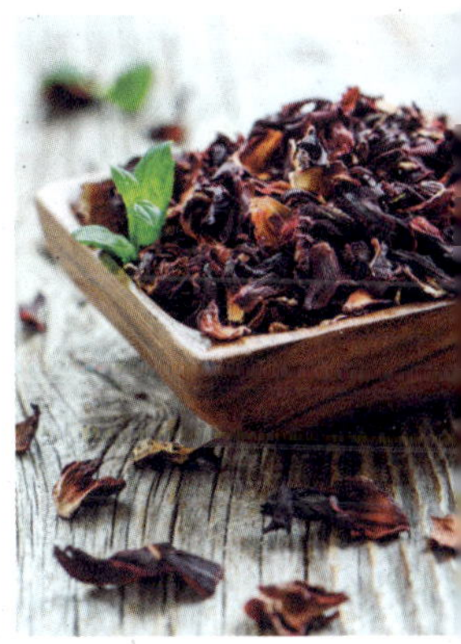

Bei akuten Kopfschmerzen kann ein Tee aus Hibiskusblüten helfen. Unter Hibiskus werden mehrere Arten verstanden. Die Sorte, die als Heilpflanze eingesetzt wird, ist *Hibiscus sabdariffa*. Hibiskusblüten enthalten viel Vitamin C und helfen, den Blutdruck und die Blutfettwerte zu senken. Daher wird er sowohl bei Kopfschmerzen eingesetzt, die aufgrund von aufsteigendem Leber-*Yang* und Schleim-Nässe entstehen, als auch bei erkältungsbedingten Kopfschmerzen.

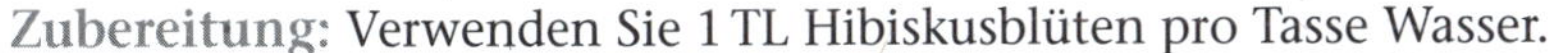

Zubereitung: Verwenden Sie 1 TL Hibiskusblüten pro Tasse Wasser.

Rosenblütentee

Rosenblüten sind ein sanftes und wohlschmeckendes Mittel, um *Qi*- und Blut-Stasen zu lösen. Daher sind sie in der Chinesischen Medizin sehr beliebt, speziell bei Frauen, denn es wird Rosenblüten nachgesagt, auch für eine schöne Haut zu sorgen. Doch hilft ein Tee aus Rosenblüten auch bei leichten Kopfschmerzen, weil ihre ätherischen Öle entkrampfend wirken.

Zubereitung: Verwenden Sie für eine Tasse Tee 1 TL frische oder getrocknete Rosenblütenblätter (ungespritzt, aus der Apotheke oder als Tee aus dem Bioladen). Bei akuten Schmerzen sollten Sie bis zu drei Tassen täglich trinken.

Rettichtee

Vielleicht ungewöhnlich, aber Rettich kann als Tee bzw. Gemüsesud getrunken werden. Im Rettich enthaltene ätherische Öle wirken bewegend und verdauungsfördernd. Das hilft bei Kopfschmerzen aufgrund von aufsteigendem Leber-*Yang*, Blut-Stase oder Schleim-Nässe.

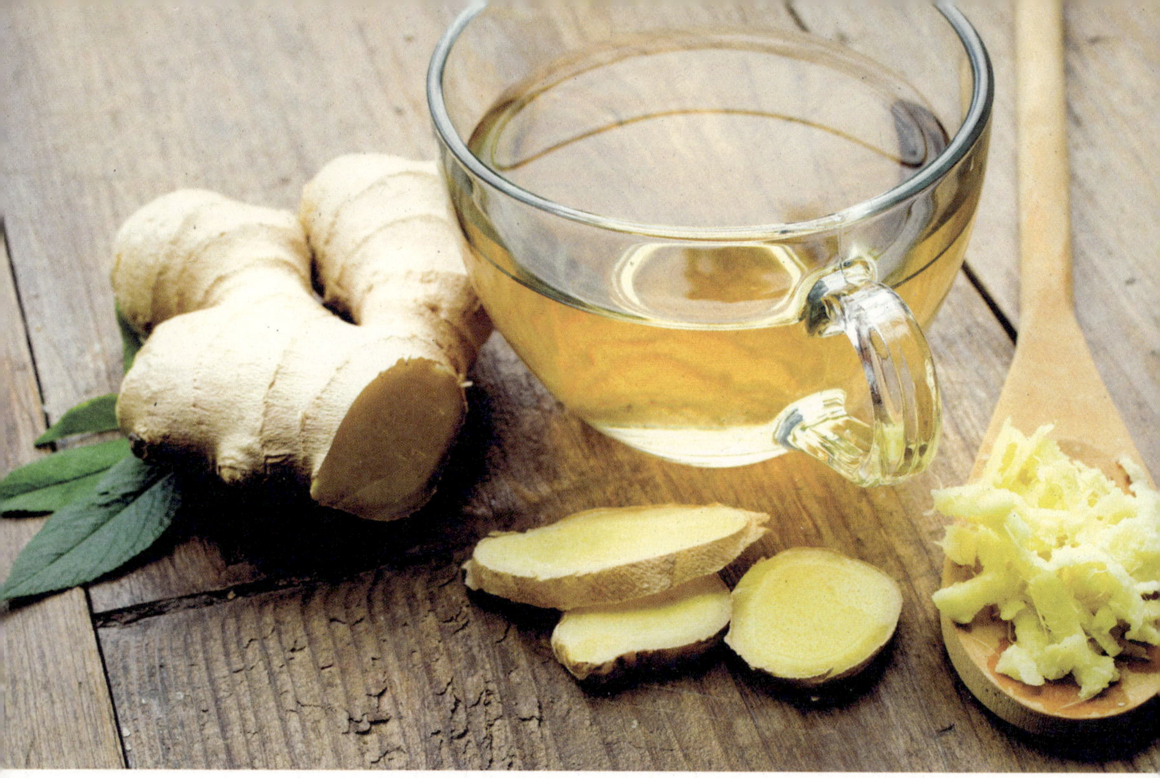

Zubereitung: 1 Rettich klein schneiden und in 500 ml Wasser für 10 Minuten kochen. Dieses Getränk 7 Tage lang einmal täglich trinken, gerne den Rettich dazu essen.

Frischer Ingwertee

Frischer Ingwer gilt als warm, scharf und aktivierend. Er vertreibt Kälte und hilft, Blut-Stasen aufzulösen. Bei Kopfschmerzen wird er normalerweise mit unterschiedlichen anderen Kräutern zu einem Tee kombiniert, um die gewünschte Wirkung zu erhalten. Generell sollten Ingwer und die hier angeführten Kombinationen nicht eingesetzt werden, wenn deutliche Zeichen von Hitze zu spüren sind.

- Bei Kopfschmerzen mit Schmerzen und Steifigkeit des Nackens sowie Muskelschmerzen aufgrund von Blut-Stase wird frischer Ingwer mit Salbeiblättern getrunken.
- Bei Kopfschmerzen aufgrund nervöser Anspannung und Schlafstörungen, wie sie bei aufsteigendem Leber-*Yang* auftreten können, wird frischer Ingwer zusammen mit Lavendel aufgegossen.

- Bei Kopfschmerzen zusammen mit depressiver Verstimmung bei Leber-*Qi*-Stauung wird frischer Ingwer zusammen mit dem anregenden und antidepressiv wirkenden Rosmarin zu einem Tee aufgebrüht. Wenn Sie jedoch unter unruhigem Schlaf leiden, sollten Sie diese Mischung nicht nach 15 Uhr einnehmen, da beide Substanzen anregend wirken.

Zubereitung: Für die Ingwerkombinationen schneiden Sie 5 bis 10 g frischen Ingwer in Scheiben und lassen ihn in 1 l Wasser 10 Minuten lang kochen. Anschließend werden 1 bis 2 TL Salbei, Lavendel oder Rosmarin in eine Kanne gegeben und mit dem frisch gekochten Ingwertee überbrüht. Lassen Sie die Kräuter 5 bis 10 Minuten lang ziehen, bevor Sie den Tee genießen.

Lavendeltee

Lavendel gilt als warm und schmeckt aromatisch, scharf und leicht bitter. Er wird verwendet, um den Geist und überaktives Leber-*Yang* zu beruhigen und Kopfschmerzen zu lindern. Man kann Lavendel einsetzen, um Kopfschmerzen und Migräne vom Typ des aufsteigenden Leber-*Yang* zu behandeln. Aber auch bei Kopfschmerzen aufgrund von Wind-Kälte und wenn der Kopfschmerz mit emotionaler Überreizung einhergeht, wird Lavendel eingesetzt. Er sollte jedoch gemieden werden, wenn zu starke Hitzezeichen vorhanden sind.

Bei Migräne empfiehlt sich vor allem das Lavendelöl, das man einfach in einem kleinen Fläschchen mit sich tragen kann. Bei den ersten Anzeichen von Kopfschmerzen träufelt man sich 2 bis 3 Tropfen in die Rinne zwischen Oberlippe und Nase und inhaliert den Duft für 15 Minuten. Laut Studienlage kann dies bei drei von vier Betroffenen die Kopfschmerzen reduzieren. Im Vergleich zu typischen Standardmethoden wie Ibuprofen oder Sumatriptan, die nur bei zwei von vier Patienten Erfolge zeigen, schneidet Lavendel damit sehr gut ab. Die Vorteile von Lavendel sind offensichtlich: günstig, leicht erhältlich, nur sehr geringe Nebenwirkungen (wenn überhaupt).

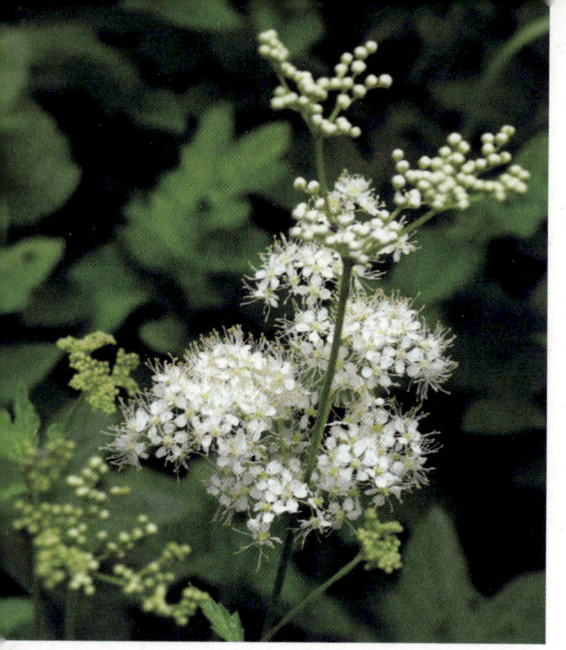

Mädesüßtee

Ein wichtiges Kraut bei Kopfschmerzen sind die Blüten, Blätter und Knospen des echten Mädesüß *(Filipendula ulmaria)*, das an feuchten Wiesen, Gräben und Bachläufen wächst. Es ist ein wirkungsvolles pflanzliches Schmerzmittel, da es Salicylsäure enthält, die im Körper in Acetylsalicylsäure umgewandelt wird. Acetylsalicylsäure ist bekannt als der Wirkstoff, der auch in Aspirin enthalten ist. Mädesüß hilft bei Migräne und Kopfschmerzen, aber auch bei Erkältungskrankheiten, Nierenproblemen und wirkt blutreinigend.

Zubereitung: Für einen Tee aus Mädesüß verwenden Sie 2 TL des frischen oder getrockneten Krauts pro Tasse.

Wer allergisch auf Salicylate reagiert, sollte Mädesüß nicht anwenden.

Weidenrindentee

Weidenrinde enthält ebenso wie Mädesüß Salicylsäure. Der bittere Saft der Weidenrinde wurde schon in der Antike von Hippokrates verwendet. Die Weide löst Blut-Stasen und lindert so Schmerzen. Außerdem wirkt sie entzündungshemmend und reduziert Hitze, sodass sie auch bei Kopfschmerzen aufgrund von aufsteigendem Leber-*Yang* oder Wind-Hitze eingesetzt werden kann. Typischerweise wird der Tee aus Weidenrinde bei lang anhaltenden und chronischen Kopfschmerzen und fieberhaften Erkrankungen verwendet.

Zubereitung: 8 bis 15 g Weidenrinde in 0,5 l Wasser für 20 Minuten köcheln lassen. Nach dem Abseihen wird der Tee über den Tag verteilt getrunken.

Wer allergisch auf Salicylate reagiert, sollte Weidenrinde meiden.

Mutterkrauttee

Das Mutterkraut stammt aus dem Orient. Als Heilpflanze ist es in Deutschland noch nicht so weit verbreitet wie in anderen Ländern, etwa der Schweiz, Frankreich oder England. Dabei wirkt Mutterkraut sehr gut bei Kopfschmerzen und Migräne. Speziell wenn es vorbeugend über einen längeren Zeitraum von mehreren Monaten eingenommen wird, kann es die Intensität von Migräneanfällen signifikant verringern. Die Wirkung beruht auf seinen entzündungshemmenden, schmerzlindernden, verdauungsfördernden und menstruationsregulierenden Effekten.

Zubereitung: Überbrühen Sie 1 TL getrocknetes Mutterkraut mit einer Tasse heißem Wasser und lassen Sie es 7 Minuten lang ziehen. Täglich können bis zu 3 Tassen getrunken werden. In der Schwangerschaft sollte es nicht eingenommen werden.

Chinesische Gesundheitstees bei Kopfschmerzen und Migräne

Abschließend stellen wir Ihnen noch einige Teemischungen vor, die überwiegend aus chinesischen Kräutern bestehen und die Sie dabei unterstützen können, Ihren Kopfschmerz unter Kontrolle zu bekommen.

Die hier aufgeführten Bestandteile sind nicht verschreibungspflichtig und in Apotheken oder Onlineshops erhältlich. Im Versandhandel werden sie meist günstiger angeboten. Man sollte jedoch genau darauf achten, dass der Versender die Qualitätsstandards einhält. Der Kauf in der Apotheke bietet gleich mehrere Vorteile: strenge Qualitätskontrolle, persönliche Betreuung und einen Ansprechpartner bei Fragen. Schwangere und Kinder sollten besser auf Grüntee aus China verzichten, da fast alle in China produzierten Grünteesorten mit Schwermetallen und Pestiziden belastet sind. Für Schwangere und Kinder sind selbst geringe Belastungen schon bedenklich.

Das Zerkleinern der Bestandteile ist grundsätzlich mit jeder Küchenmaschine möglich, die auch Eis zerkleinern kann. Sie können auch einen Mörser verwenden, was jedoch mit mehr Aufwand verbunden ist. Viele Apotheken liefern die Bestandteile bereits fertig pulverisiert.

Cyperus-Ligusticum-Tee (Xiang Xiong Cha 香芎茶)

Bestandteile: 3 g Cyperi rhizoma *(Xiang Fu)*, 3 g Ligustici chuanxiong rhizoma *(Chuan Xiong)*, 3 g Grüntee.

Zubereitung und Einnahme: Die Bestandteile zerkleinern, vermischen und mit 0,5 l kochendem Wasser überbrühen, 10 Minuten lang ziehen lassen und abseihen.

Wirkung: Entspannt das Leber-*Qi*, löst Blut-Stasen und lindert Kopfschmerzen.

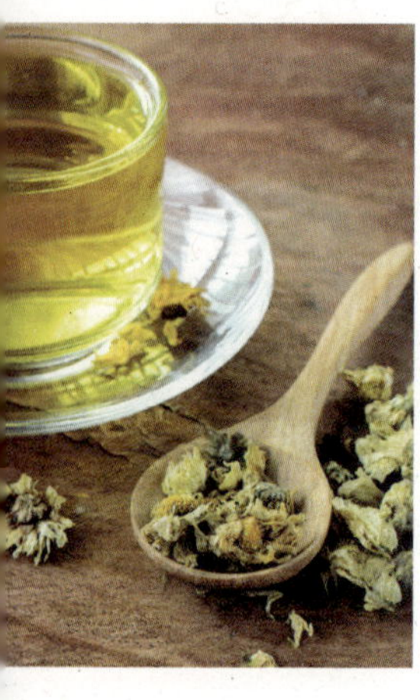

Anwendung: Kopfschmerzen aufgrund von Leber-*Qi*-Stauung und aufsteigendem Leber-*Yang* sowie bei Blut-Stase.

Chrysanthemenblütentee (Ju Hua Cha 菊花茶)

Bestandteile: 15 g Chrysanthemi flos *(Ju Hua)*.

Zubereitung und Einnahme: Die Chrysanthemenblüten mit ca. 1 l kochendem Wasser überbrühen, 10 Minuten lang ziehen lassen und abseihen. Wenn nötig, mit etwas saisonalem Honig süßen und warm trinken.

Wirkung: Vertreibt Wind-Hitze, beruhigt Leber-Wind und senkt den Blutdruck.

Anwendung: Kopfschmerzen mit geröteten Augen aufgrund von aufsteigendem Leber-*Yang*.

Chrysanthemen-Uncaria-Tee (Ju Teng Cha 菊钩茶)

Bestandteile: 5 g Chrysanthemi flos *(Ju Hua)*, 5 g Prunellae spica *(Xia Ku Cao)*, 5 g Uncariae cum uncis ramulus *(Gou Teng)*

Zubereitung und Einnahme: Geben Sie die zerkleinerten Bestandteile in einen Topf mit 1 l kochendem Wasser, und lassen Sie diese 10 Minuten lang auf kleinster Stufe köcheln. Anschließend seihen Sie die groben Bestandteile ab und trinken 1- bis 3-mal täglich jeweils eine kleine Tasse. Bei Bedarf mit Honig süßen.

Wirkung: Beruhigt das Leber-*Yang* und vertreibt Leber-Wind, senkt den Blutdruck.

Anwendung: Kopfschmerzen vom Typ des aufsteigenden Leber-*Yang* oder bei Kopfschmerzen aufgrund von Bluthochdruck.

Bei niedrigem Blutdruck sollte dieser Tee nicht getrunken werden.

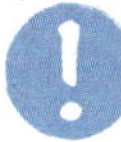

Mandarinenschalentee (Chen Pi Cha 陈皮茶)

Bestandteile: 5 g Citri reticulatae pericarpium *(Chen Pi)*, Grüntee.

Zubereitung und Einnahme: Kochen Sie die getrockneten Mandarinenschalen für 10 bis 15 Minuten in ca. 500 ml Wasser, und seihen Sie die festen Bestandteile ab. Anschließend verwenden Sie dieses Wasser, um den Grüntee aufzugießen.

Wirkung: Die getrocknete Mandarinenschale schmeckt etwas bitter und vertreibt Schleim aus der Mitte und dem Kopf.

Anwendung: Kopfschmerzen aufgrund von Schleim-Nässe mit Schwindel, Völlegefühl und Übelkeit.

Angelikawurzeltee (Bai Zhi Cha 白芷茶)

Bestandteile: Angelicae dahuricae radix *(Bai Zhi)*.

Zubereitung und Einnahme: Geben Sie 10 g der zerkleinerten Angelikawurzel in einen Topf mit 1 l kochendem Wasser, und lassen Sie diese 10 Minuten lang auf kleinster Stufe köcheln. Anschließend seihen Sie die groben Bestandteile ab und trinken 1- bis 3-mal täglich jeweils eine kleine Tasse. Bei Bedarf mit Honig oder Süßholz süßen.

Wirkung: Vertreibt krank machenden Wind und löst Schleim.

Anwendung: Bei Kopfschmerzen im Stirnbereich; auch bei verschleimten Nebenhöhlen und laufender, verstopfter Nase.

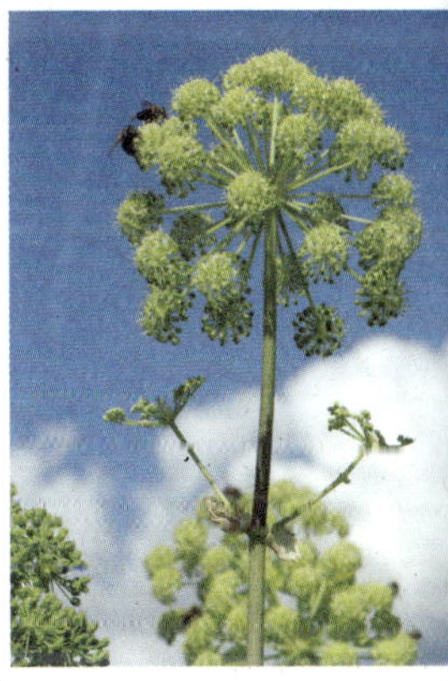

Blüte der Angelikawurzel *(Angelica archangelica)*, auch Engelwurz genannt

Cimicifuga-Salbei-Tee
(Sheng Ma Dan Shen Cha 升麻丹参茶)

Bestandteile: 5 g Cimicifugae rhizoma *(Sheng Ma)*, 5 g Salviae miltiorrhizae radix *(Dan Shen)*.

Zubereitung und Einnahme: Geben Sie 10 g der zerkleinerten Bestandteile in einen Topf mit 1 l kochendem Wasser, und lassen Sie diese 10 Minuten lang auf kleinster Stufe köcheln. Anschließend seihen Sie die groben Bestandteile ab und trinken 1- bis 3-mal täglich jeweils eine kleine Tasse. Bei Bedarf mit Honig oder Süßholz süßen.

Wirkung: Beruhigt das Leber-*Yang* und reguliert die Menstruation.

Anwendung: Bei prämenstruellem Kopfschmerz.

Blut-Mangel-Kopfschmerz-Tee
(Bu Xue Zhi Tong Cha 补血止痛茶)

Bestandteile: 10 g Salviae miltiorrhizae radix *(Dan Shen)*, 10 g Artemisiae argyi folium *(Ai Ye)*, 10 g Angelicae sinensis radix *(Dang Gui)*, 10 g Glycyrrhizae radix *(Gan Cao)*, 5 g getrockneter Ingwer *(Gan Jiang)*, 10 g Rosmarin, 10 g Baldrian.

Zubereitung und Einnahme: Zerkleinern und vermischen Sie die Bestandteile, und bewahren Sie diese in einem verschließbaren Behälter auf. Geben Sie jeweils 10 g der zerkleinerten Bestandteile in einen Topf mit 1 l kochendem Wasser, und lassen Sie diese 10 Minuten lang auf kleinster Stufe köcheln. Anschließend seihen Sie die groben Bestandteile ab und trinken 1- bis 3-mal täglich jeweils eine kleine Tasse. Bei Bedarf mit Honig süßen.

Wirkung: Beruhigt Leber-Wind und nährt das Blut.

Anwendung: Diese Mischung wird bei Kopfschmerzen vom Blut-Mangel-Typ verwendet. Es muss nicht unbedingt eine Anämie im schulmedizinischen Sinne bestehen. Betroffene weisen jedoch die typischen Blut-Mangel-Symptome (siehe Seite 40 ff.) auf.

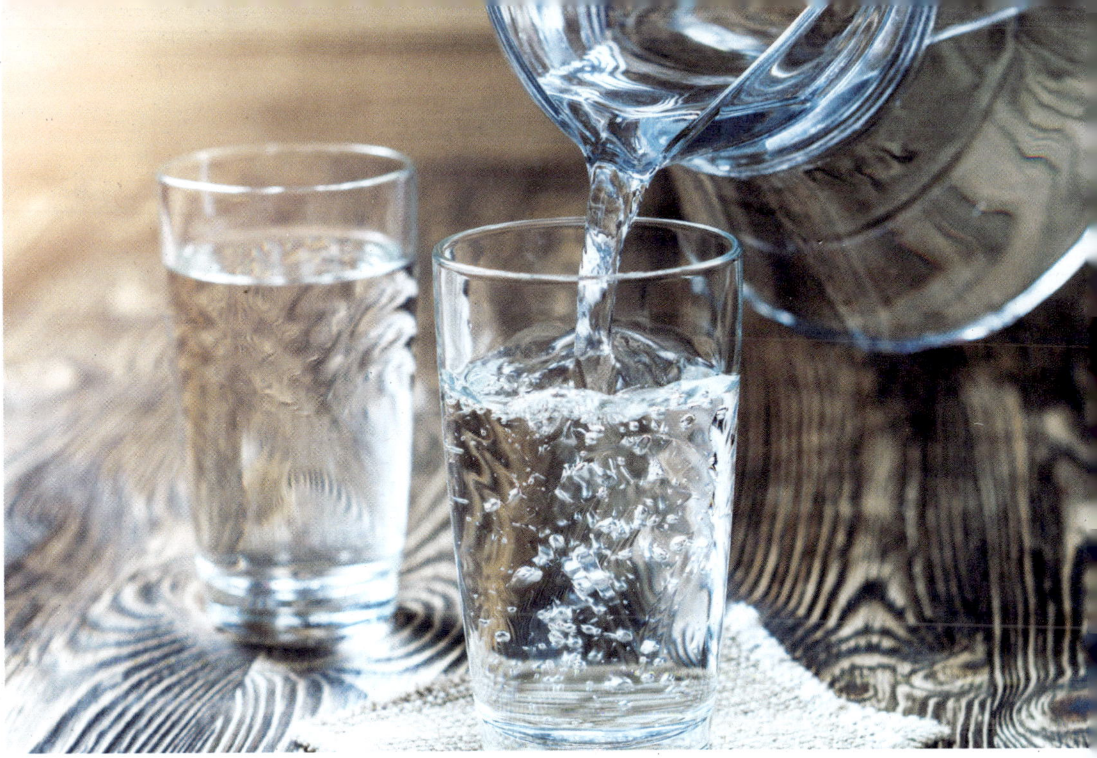

Wasser trinken nicht vergessen!

Das Trinken von Tee hat viele positive Eigenschaften. Bei Kopfschmerzen ist es jedoch auch sehr wichtig, ausreichend Wasser zu trinken. Das sorgt dafür, dass der Körper genug Flüssigkeit hat, damit das Blut nicht zu dick wird und sich kein Schleim bilden kann. Manche Mineralwässer sind zudem gute Magnesiumlieferanten. Magnesium entspannt die Muskeln und kann dadurch Kopfschmerzen und Migräne vorbeugen.

Achten Sie darauf, welches Wasser Sie trinken und wie hoch der Magnesiumgehalt ist. Versuchen Sie, 2 bis 3 l am Tag zu trinken, wovon mindestens 1 l magnesiumreiches Mineralwasser sein sollte.

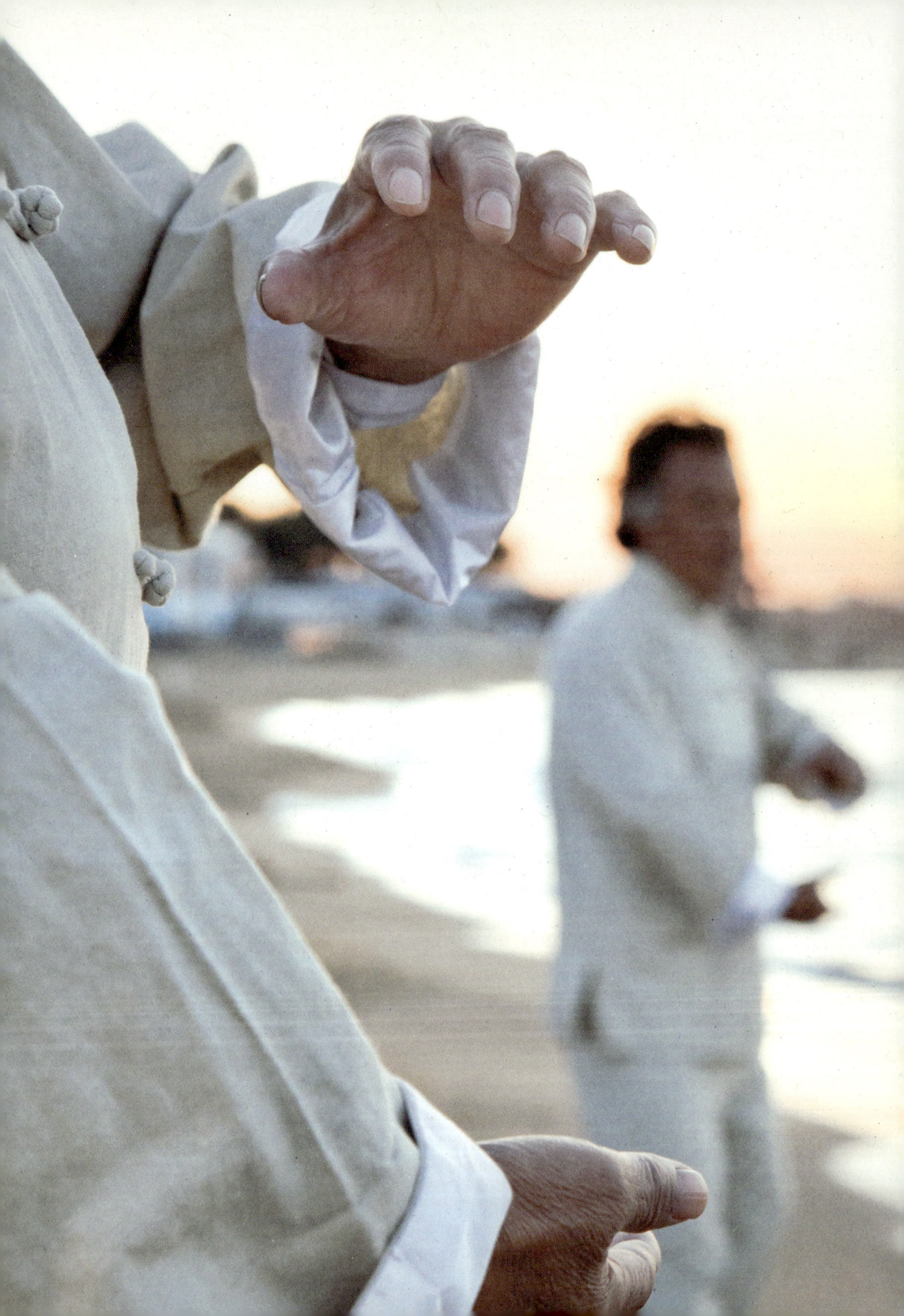

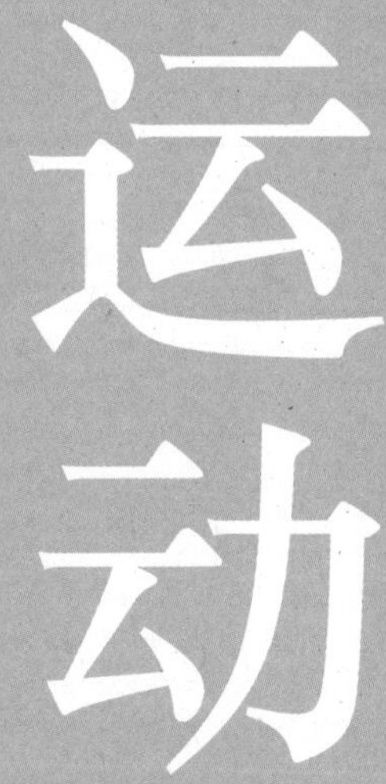

Die Energie fließen lassen mit Qigong

Durch Qigong können wir Disharmonien des Körpers wieder ins Gleichgewicht bringen und unser *Qi* (Lebensenergie) fließen lassen. Dadurch harmonisieren wir *Yin* und *Yang*, stärken unsere Organe und unseren Geist, beruhigen unsere Emotionen und wirken Stress entgegen. All dies kann uns bei der Linderung und Vorbeugung von Kopfschmerzen und Migräne helfen.

Qigong – mit dem Qi arbeiten

Qigong bedeutet »Arbeit mit dem *Qi*«. Hierunter ist eine Vielzahl von meditativen Atem- und Bewegungsübungen zusammengefasst, die das *Qi* ins Fließen bringen und das Energiesystem harmonisieren.

Die Grundlage des Qigong sind Entspannung und Ruhe. Durch regelmäßiges Üben lernt man, in sich einen entspannten, ruhenden Pol zu erzeugen. Dadurch können Spannungen und Disharmonien des Körpers bewusst wahrgenommen und ausgeglichen werden.

Bei Kopfschmerzen und Migräne spielt ein Ungleichgewicht von *Yin* und *Yang* eine wichtige Rolle. Da alle *Yang*-Leitbahnen am Kopf beginnen oder enden, kommt es im oberen Bereich des Körpers oft zu energetischen Überladungen. In diesem Fall eignen sich Qigong-Übungen besonders gut, um die Harmonie zwischen *Yin* und *Yang* wiederherzustellen: »Oben« wird einem Energieüberschuss (z. B. aufsteigendes Leber-*Yang*) entgegengewirkt, »unten«, das heißt vor allem die Niere, wird gestärkt. Der Grundsatz »oben leer – unten fest« spielt im Kranich-Qigong, das wir Ihnen weiter unten vorstellen möchten, eine besondere Rolle.

Qigong trägt zur Entspannung bei

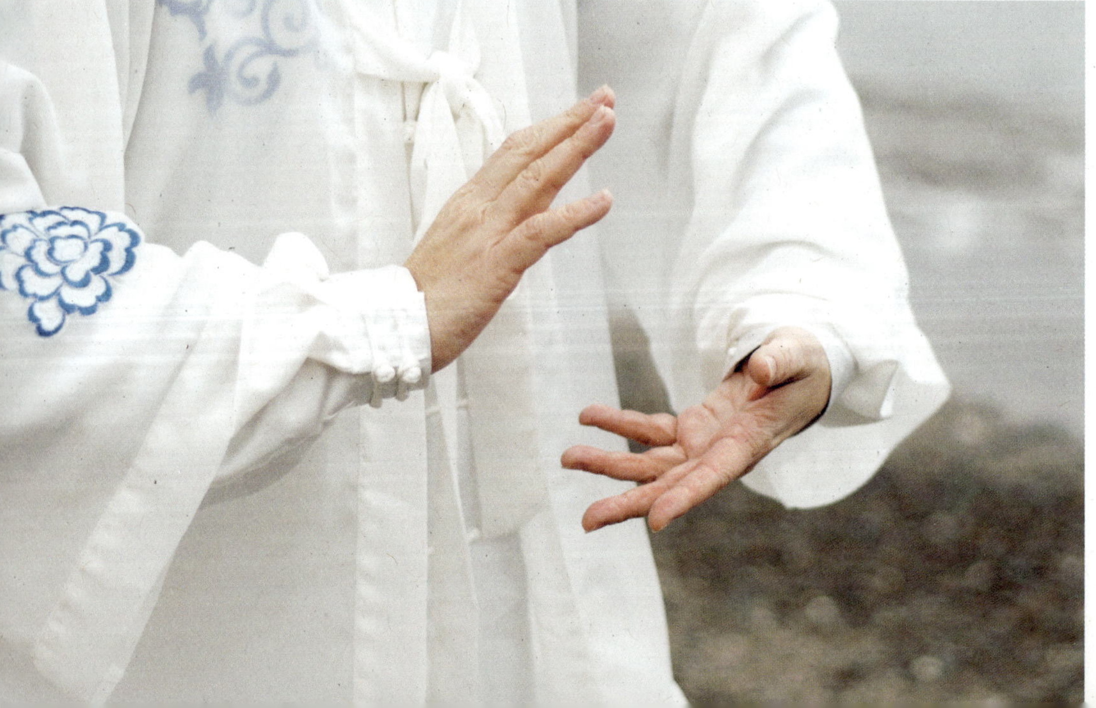

Hinweise zu den Übungen

Qigong sollten Sie an einem Ort üben, an dem Sie ungestört sind. Das kann ein ruhiges Zimmer zu Hause oder in einer stillen Ecke im Garten sein. Vermeiden Sie aber kalten Wind oder Zugluft.

Wählen Sie bequeme Trainingskleidung. Alles Beengende wie Gürtel oder zu enge Hosen sollten Sie ablegen (bzw. wechseln), auch Ihren Schmuck und Ihre Uhr.

Um eine spürbare Wirkung zu erzielen, sollten Sie nach Möglichkeit zweimal täglich jeweils 10 Minuten üben. Während der Übungen sollten die Gedanken frei sein – denken Sie an schöne Dinge, und lassen Sie Ihre Beschwerden oder andere Probleme friedlich an Ihnen vorbeiziehen. Gern können Sie beim Üben harmonische Musik hören.

Außerdem hilft es, frei von Erwartungen oder Fixierungen zu sein. Seien Sie entspannt und gelassen. Beobachten Sie einfach, was kommt und passiert. Versuchen Sie, sich Ihr Ziel vorzustellen, und genießen Sie den Weg dorthin. Schnelle Ergebnisse erzielen zu wollen behindert Sie eher, denn durch Ungeduld und Eile wird das Leber-*Yang* angeregt. Dadurch können Kopfschmerzen hervorgerufen werden.

Achten Sie während der Ausführung der Bewegungen auch auf das Gefühl, das das Aufsteigen und Sinken der Energie in Ihnen erzeugt. Alle Übungen fließen langsam und nahtlos ineinander über und harmonisieren dadurch Körper, Geist und *Qi*. Je langsamer Sie die Übungen durchführen, desto schneller werden Sie Ihr Ziel erreichen.

Jede Bewegung sollte jeweils einen Atemzug (Ein- bzw. Ausatmen) dauern. Bleiben Sie aber locker und entspannt, und schalten Sie Ihren kontrollierenden Verstand aus.

Üben Sie am besten drei Monate lang jeden Tag, und beobachten Sie die positiven Veränderungen.

Kranich-Qigong

Dem Kranich werden in der asiatischen Mythologie wundersame Eigenschaften zugeschrieben. Er ist eines der Symbole für langes Leben und stellt durch seine majestätisch-anmutigen, tänzerisch-fließenden, ruhig-meditativen Bewegungen Schwerelosigkeit, Ausdauer und Anmut dar.

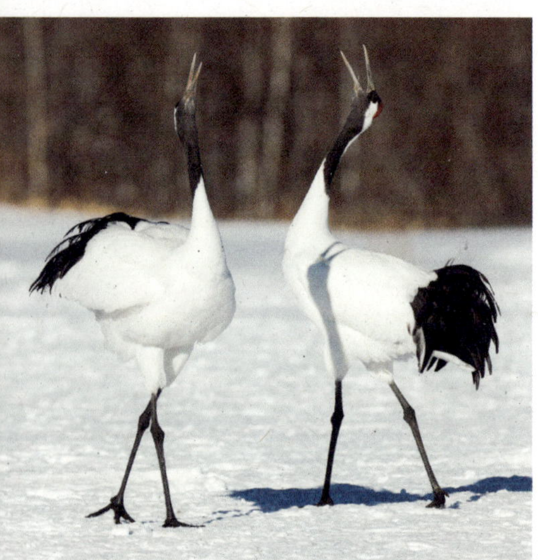

Die Wurzeln des in den 1960er-Jahren entwickelten Kranich-Qigong reichen zurück zu den bekannten Tierübungen des Arztes Hua Tuo im 3. Jahrhundert. Die insgesamt sechs Übungsfolgen verbinden Qigong in Ruhe mit Qigong in Bewegung. Es werden alle Körperbereiche systematisch bewegt, Leitbahnen und Akupunkturpunkte angesprochen, das *Qi* aufgenommen und zum Fließen gebracht.

Das Wesentliche am Kranich-Qigong sind die fließenden, runden, ausladenden, aber natürlichen Bewegungen, die immer einen abgeschlossenen Kreis bilden. Damit ist gemeint, dass jede Übungsfolge jeweils komplett durchlaufen werden sollte. Natürlich können Sie auch jede Bewegung zum Einüben oder aus anderen Gründen einzeln machen. Wichtig ist nur die korrekte Ausführung. Um das optimale Ergebnis zu erhalten, fügen Sie dann später alles wieder zusammen.

Jede der sechs Formen hat einen Anfang und ein Ende sowie ein Schwerpunktthema. Im Folgenden stellen wir Ihnen die zweite Form des Kranich-Qigong vor, bei der die Harmonisierung von *Yin* und *Yang* im Vordergrund steht. Durch diese Übung verbinden Sie *Yin* und *Yang* und gleichen die Energie aus: Es wird verhindert, dass zu viel Energie nach oben in den Kopf steigen kann, indem sie nach unten in den Boden geleitet wird. Dies folgt dem Grundsatz »oben leer – unten fest« (tief im Boden verwurzelt).

Zweite Form des Kranich-Qigong: Himmel und Erde vereinen – Yin und Yang harmonisieren

Ausgangsstellung

1 Stellen Sie die Füße parallel in Schulterbreite nebeneinander, und bereiten Sie sich auf die Übung mit einem Ritual vor:

- Seien Sie im Hier und Jetzt.
- Fühlen Sie die Verbindung zur Erde mit den Füßen. Jeglicher Druck sinkt nach unten in den Boden.
- Stehen Sie auf dem ganzen Fuß. Die Ferse, der Ballen vom großen Zeh und der Ballen vom kleinen Zeh tragen das gleiche Gewicht.
- Die Knie sind leicht gebeugt. Kippen Sie das Becken nach vorne, sodass die Wirbel gerade übereinander stehen.
- Lassen Sie die Schultern fallen, der Kopf strebt nach oben.

Nun beginnen Sie, indem Sie die Energie in die Handflächen fließen lassen, bis Sie eine wohlige Wärme spüren können.

Die Flügel anheben

2 Ist die Energie in den Händen, heben Sie die Arme (»Flügel«) nach vorne an, die Handflächen zueinander, bis in Schulterhöhe. Nun drehen Sie die Handflächen in einer sanften Bewegung nach unten.

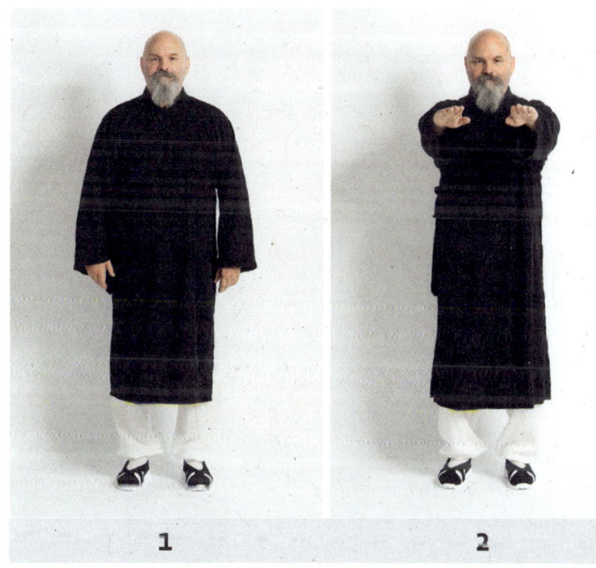
1 2

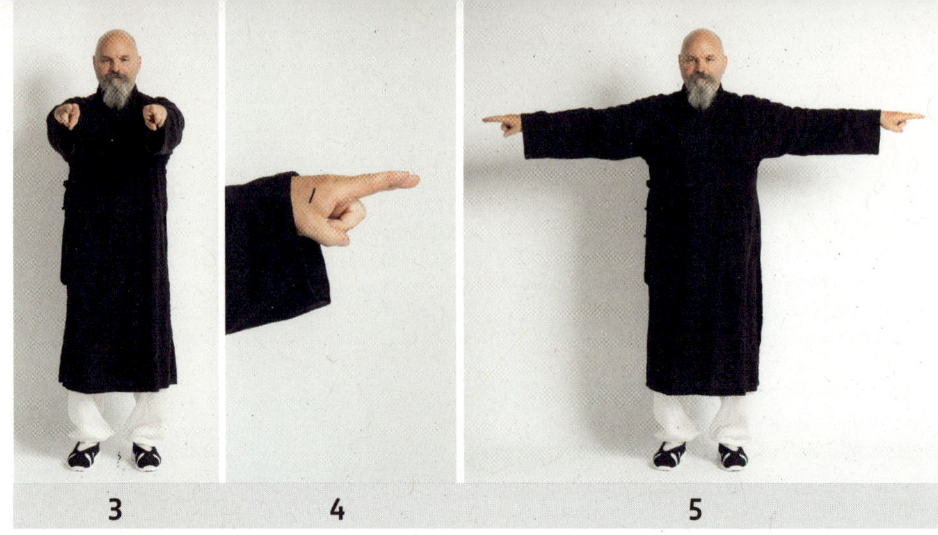
3 4 5

Die Flügel ausbreiten

3–5 Bringen Sie nun die Finger in die sogenannte Schwertfingerposition: Strecken Sie den Zeige- und Mittelfinger gemeinsam und legen Sie den Daumen auf den Fingernagel des Ringfingers. Bringen Sie die Schwertfinger nach außen neben die Schultern, und strecken Sie sie sanft.

Die Flügel ausstrecken und den Himmel betrachten

6–7 Beginnen Sie, die linke Schwerthand horizontal zur Schulter zu bringen, indem Sie den linken Ellenbogen fallen lassen, bis eine Spannung entsteht. In diesem Moment wechseln Sie wieder die Richtung und führen die aufgerichtete linke Schwerthand wieder zurück an ihren Platz. Gleichzeitig beginnt die rechte Schwerthand

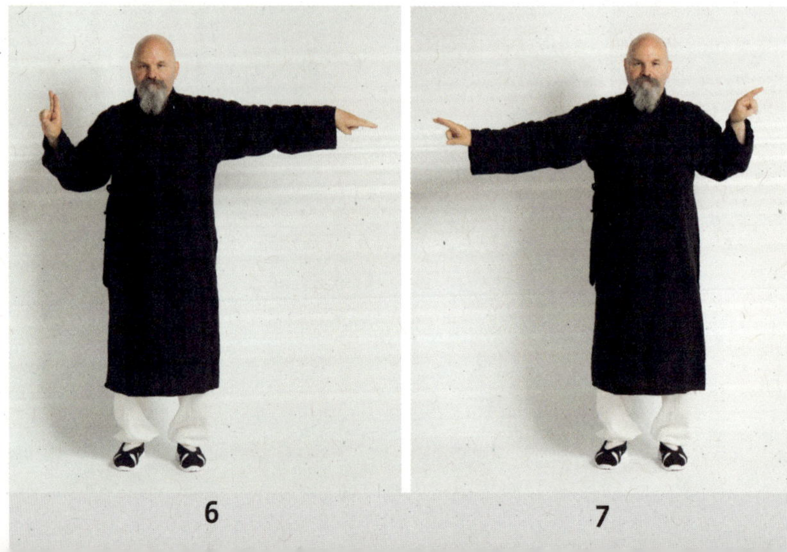
6 7

mit der gleichen Bewegung wie vorher die linke Hand (Ellenbogen fallen lassen und horizontal zur rechten Schulter bringen, bis Spannung entsteht). Beide Bewegungen beginnen und enden gleichzeitig. Jede Hand wird 3-mal zur Schulter geführt, die Bewegungen werden rechts beendet, indem der rechte Arm die letzte Bewegung ausführt.

8–9 Zum Schluss bilden Sie den Kranichkopf mit den Händen, indem Sie die Mittelfinger auf den Zeigefinger stellen.

Halten Sie kurz (3 bis 5 Sekunden) die Spannung, und strecken Sie dann die Handflächen. Nun strecken Sie die Beine und drehen die Handflächen in einer kleinen schöpfenden Bewegung zum Himmel.

10 Lehnen Sie den Oberkörper nach hinten, und lösen Sie die Fersen vom Boden. Die Knie sind leicht gebeugt. Strecken Sie Ihren Bauch gen Himmel (als ob Sie ein großes Gefäß austrinken wollten).

Die Flügel schließen

11 Richten Sie den Korper wieder auf, drehen Sie die Hände nach unten, und stehen Sie aufrecht. Lassen Sie die Arme behutsam wie Flügel sinken, bis sie entspannt neben dem Körper angelangen.

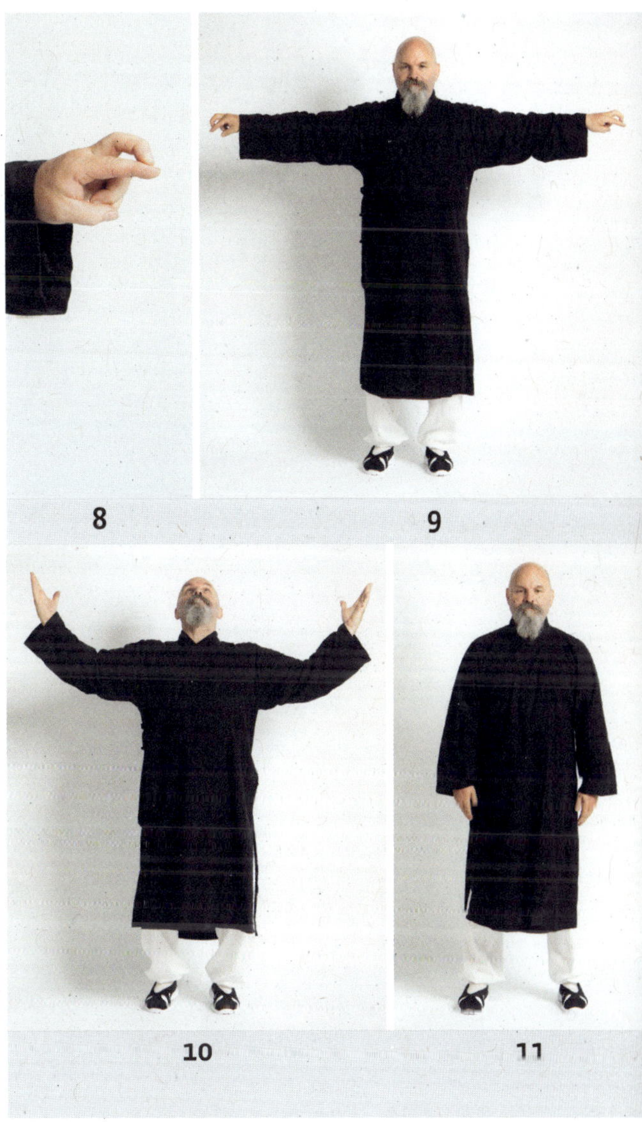
8 9 10 11

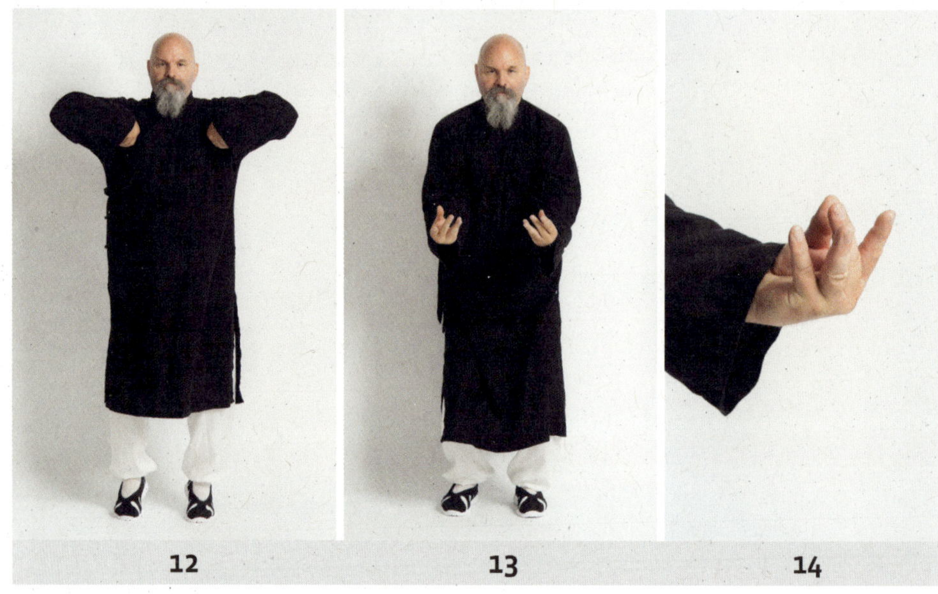
12 13 14

Die Flügel zusammenlegen

12 Drehen Sie nun die Handflächen nach hinten, und sammeln Sie jeweils Finger für Finger zur Kranichhand (zuerst den kleinen Finger der Reihenfolge nach bis zum Daumen). Alle Finger haben ein gemeinsames Ende, keiner sollte länger sein. Durch die hohle Hand sieht man das Kranichauge.

Die Hände werden nach oben unter die Achseln gezogen, die Fersen lösen sich leicht vom Boden, um gleichzeitig mit einem kräftigen Ruck die Ellenbogen in einem Kreis nach vorne in Bauchnabelhöhe fallen zu lassen.

13–14 Die Hände fallen nach vorne und bilden mit den Fingern eine Lotusblüte: Vier Finger bilden jeweils ein Blatt und sind sanft gestreckt. Der Mittelfinger bildet den Stempel der Lotusblüte und sollte in der Mitte der Blüte gestreckt sein. Dabei lassen Sie die Fersen nach unten sinken. Verharren Sie kurz in dieser Position.

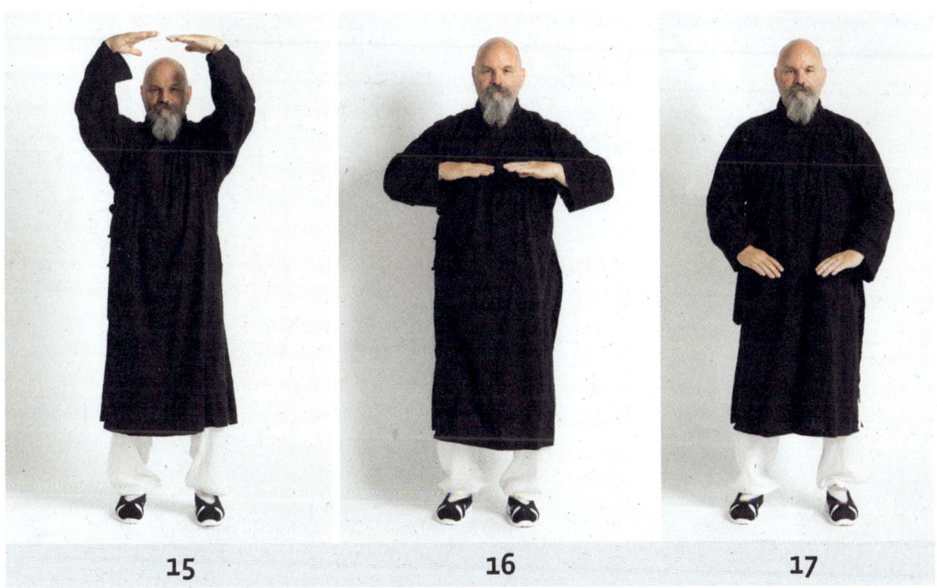
15 16 17

Beidseitig das Qi einsammeln

15–17 Entspannen Sie die Hände, und richten Sie Ihren Körper auf. Führen Sie die Arme in einer schöpfenden Bewegung bis in Kopfhöhe, drehen Sie dann die Handflächen nach unten, und begleiten Sie vor dem Körper die Energie durch Ihren Körper, bis Ihre Hände neben dem Körper zur Ruhe kommen.

18–20 Beugen Sie leicht die Knie, als wollten Sie sich setzen, und führen Sie die Hände mit einem Schritt des linken Beins in

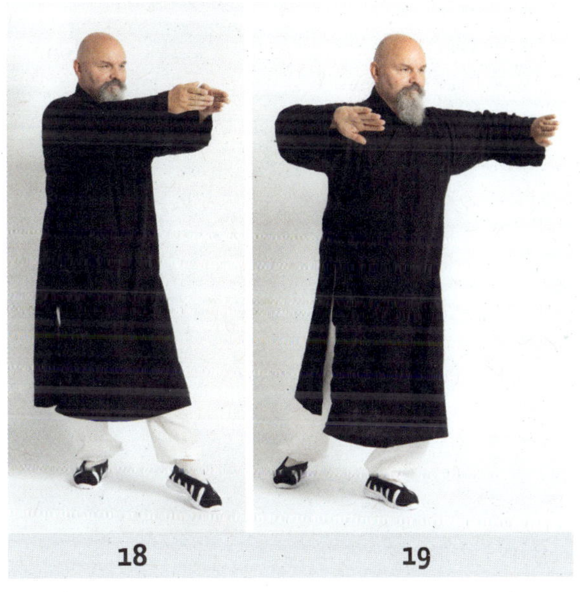
18 19

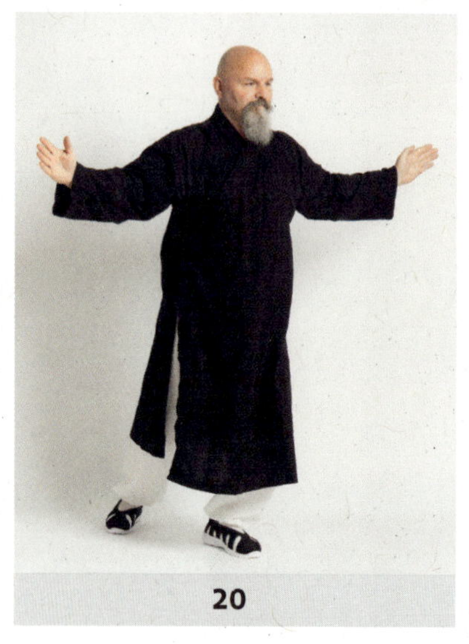

20

einer gemeinsamen Bewegung (45 Grad) nach vorne. Die Handflächen zeigen in Schulterhöhe noch zueinander, bis der linke Fuß mit den Zehen zuerst (Kranich) seinen Platz eingenommen hat. Jetzt drehen Sie die Handflächen und bringen in einer schwimmenden Bewegung das Gewicht auf das vordere Bein, bis die Hände in Schulterhöhe neben dem Körper sind. Die Handflächen zeigen mit einer hohlen Hand nach vorne.

21–23 Führen Sie die linke Hand mit all der Energie, die Sie dabei einsammeln können, zur rechten Lunge. Dann das Gleiche noch einmal mit dem rechten Arm zur linken Lunge. Nehmen Sie die linke Hand unter den rechten Ellbogen, und verharren Sie kurz in dieser Position.

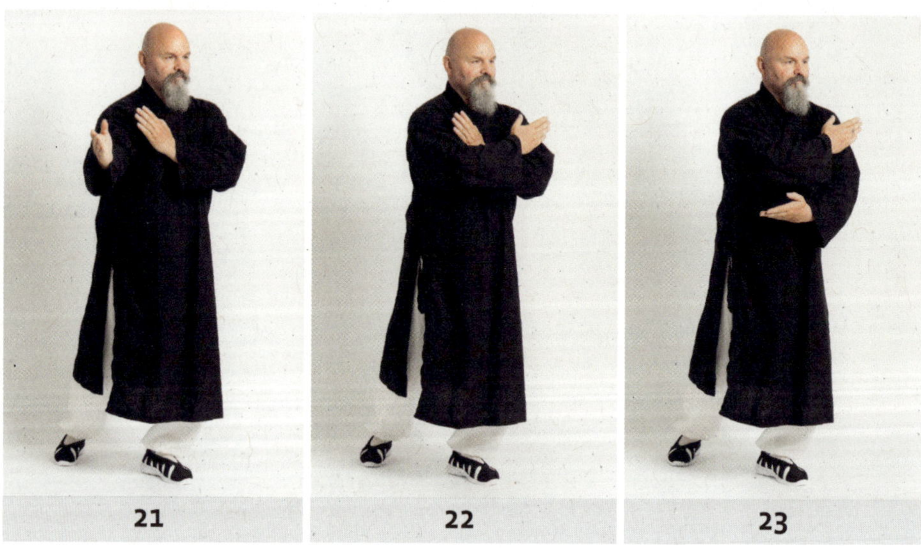

21 22 23

24 Dann führen Sie die linke Hand entspannt in der gleichen Armhaltung nach oben über den Kopf (die Handfläche zeigt zum Himmel) und gleichzeitig den rechten Arm nach unten hinter den Rücken (die Handfläche zeigt zur Erde). Der Mensch verbindet Himmel und Erde.

Jetzt führen Sie die Arme nach unten. Ziehen Sie das Bein an, und drehen Sie sich leicht nach rechts. Wiederholen Sie das Ganze noch einmal auf der rechten Seite.

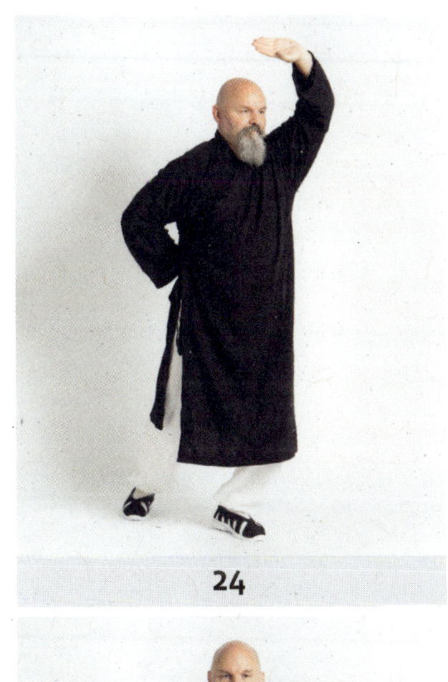
24

Abschluss

25 Verlagern Sie das Gewicht auf das rechte Bein, lassen Sie die Arme neben den Körper sinken, drehen Sie sich nach vorne, und ziehen Sie das linke Bein in die schulterbreite Ausgangsposition zurück. Sammeln Sie alle Energie in einer schöpfenden Bewegung vor dem Körper ein, führen Sie sie zum Unterbauch, und verharren Sie kurz in dieser Position. Führen Sie die Hände und die Energie nach unten. Beenden Sie die Übung, indem Sie die Beine strecken.

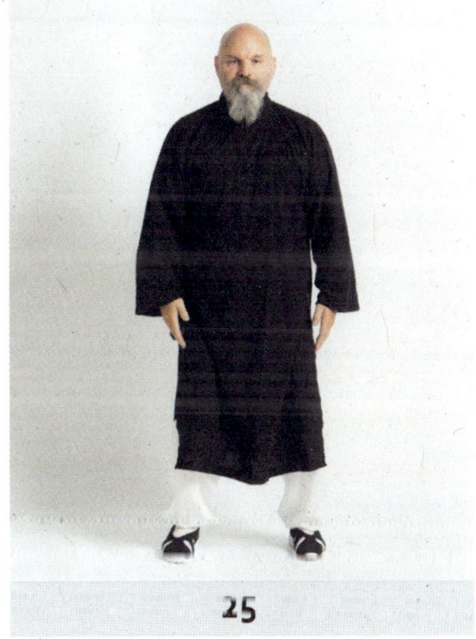
25

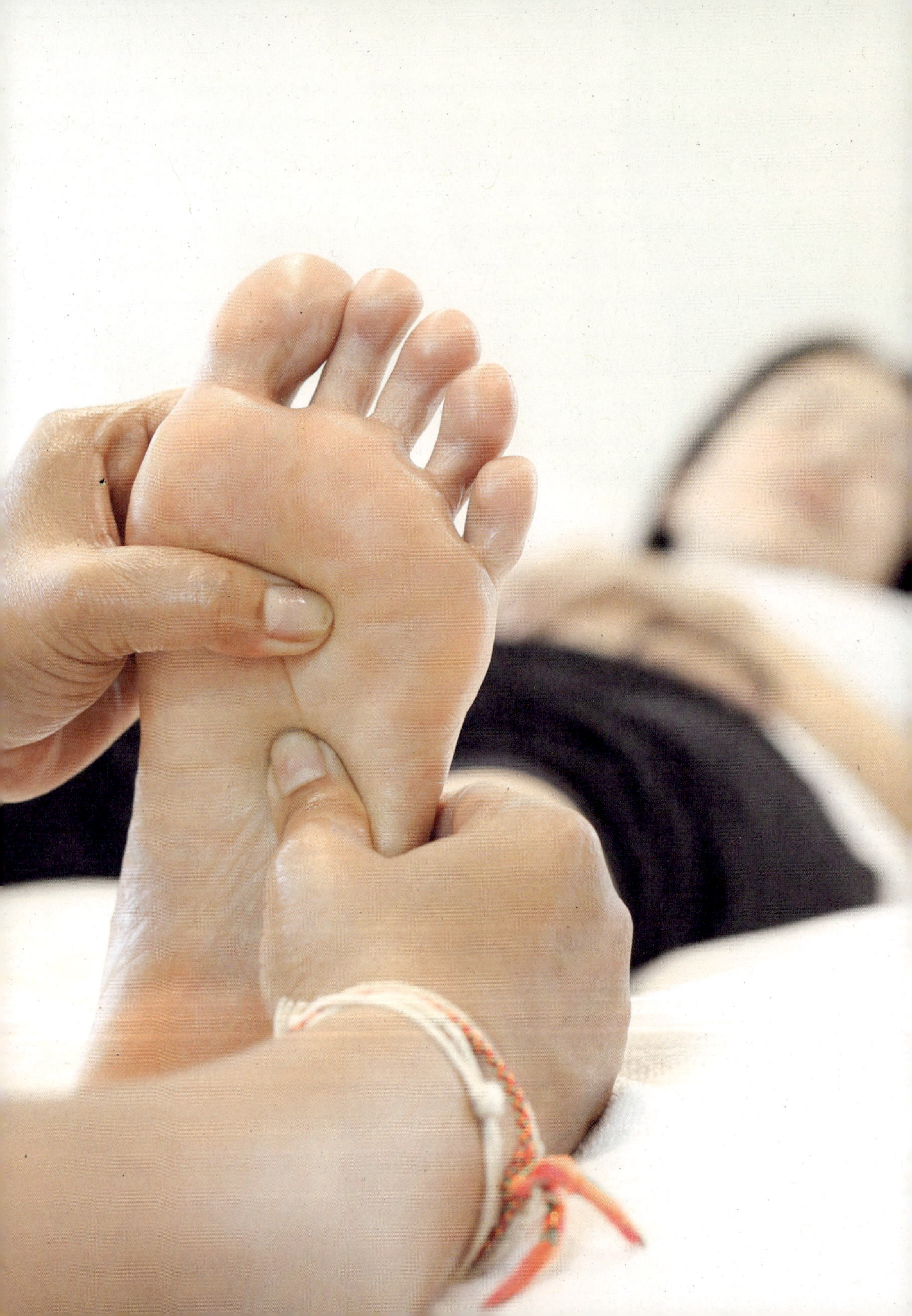

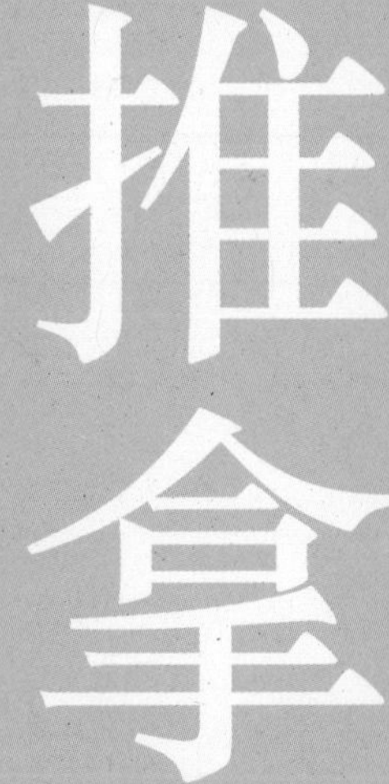

Mit Tuina und Akupressur Kopfschmerzen lindern und vorbeugen

Tuina, die chinesische Heilmassage, bietet eine wunderbare Möglichkeit, über leicht erlernbare Techniken den Gesundheitszustand positiv zu beeinflussen. Durch Massage bestimmter Regionen und Akupressur ausgewählter Punkte kann der *Qi*-Fluss wiederhergestellt und die Selbstheilungskräfte aktiviert werden. Nicht nur bei einer akuten Schmerzsymptomatik, auch in der beschwerdefreien Zeit können Sie dazu beitragen, den Energiefluss zu regulieren und das Gleichgewicht des Körpers wiederherzustellen.

Was Sie bei der Tuina-Massage und Akupressur beachten sollten

Führen Sie die Massage und Akupressur immer achtsam und vorsichtig aus. Die Selbstbehandlung sollte schmerzfrei und angenehm sein. Verletzte Hautstellen, Areale mit Hautpilz, frisches Narbengewebe und Bereiche mit Krampfadern lassen Sie bitte aus. Auch in der Schwangerschaft ist Vorsicht geboten. Bei schweren gesundheitlichen Problemen sprechen Sie vorher mit Ihrem Arzt.

Beim Auffinden des richtigen Akupressurpunkts helfen die Beschreibungen und Abbildungen – die genaue Lage spüren Sie selbst, da die Akupressurpunkte meist berührungsempfindlich sind. Verlassen Sie sich auf Ihr Fingerspitzengefühl.

Es ist sinnvoll, die Stimulation der Punkte mehrmals am Tag durchzuführen, insbesondere, wenn die Symptome verstärkt auftreten. Machen Sie mit dem Daumen, Zeigefinger oder Mittelfinger kleine kreisende Bewegungen, und stimulieren Sie die Punkte auf folgende Weise:

- Bei akuten Beschwerden behandeln Sie die Punkte bei Bedarf.
- Bei länger andauernden, chronischen Beschwerden behandeln Sie die Punkte 1- bis 3-mal täglich.
- Wenn ein Punkt sehr empfindlich ist, drücken oder massieren Sie ihn nur leicht für ca. 30 Sekunden.
- Wenn ein Punkt weniger empfindlich ist, drücken oder massieren Sie ihn intensiver für 20 bis 30 Sekunden.

Die Akupressur-Punkte sind meist paarig angelegt. Sie können die Punkte gleichzeitig oder auch nacheinander stimulieren.

Nehmen Sie sich Zeit, und schaffen Sie sich eine angenehme Atmosphäre. Wählen Sie eine für Sie angenehme Position.

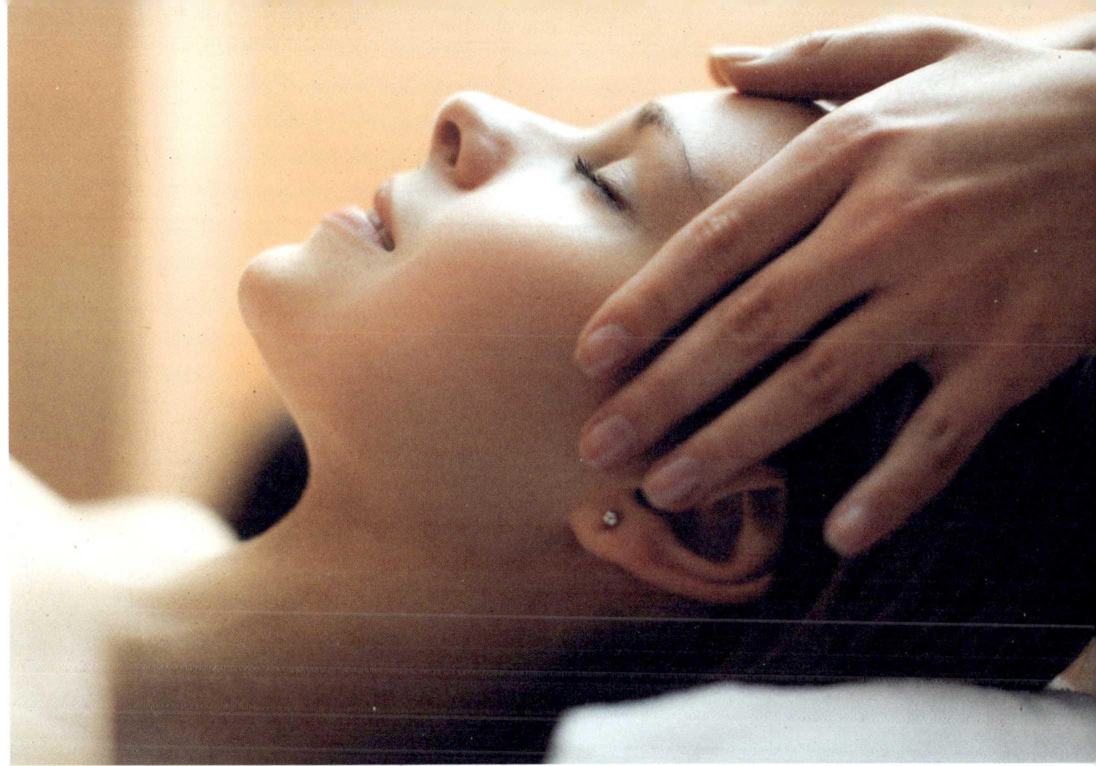

Sie finden in diesem Kapitel Anleitungen zur

- Akupressur für die sechs Disharmoniemuster von Kopfschmerzen und Migräne
- Akupressur für die unterschiedlichen Schmerzareale
- Selbst- oder Partnermassage bei Kopfschmerzen und Migräne
- Entspannung der Nackenmuskulatur.

Akupressur für die sechs Disharmoniemuster

Im Einführungsteil haben wir Ihnen die sechs Typen von Disharmoniemustern bei Kopfschmerzen vorgestellt. Im Folgenden zeigen wir Ihnen die wichtigsten Akupressurpunkte, die bei den jeweiligen Disharmoniemustern eingesetzt werden können. Bei allen Anwendungen gilt, wenn nicht anders angegeben, die folgende Anweisung:

Drücken und kneten Sie kreisend die Punkte für jeweils 30 Sekunden. Wiederholen Sie die Akupressuranwendung mehrmals hintereinander.

Durch regelmäßige Anwendungen harmonisieren und stärken Sie die betroffenen Organsysteme und lindern die Kopfschmerzsymptome.

Bei dem komplexen Thema Kopfschmerz ist es wichtig, die verschiedenen vorgestellten Behandlungsbausteine (Ernährung, Qigong und Tuina) gemeinsam zu nutzen.

Akupressurpunkte bei aufsteigendem Leber-Yang

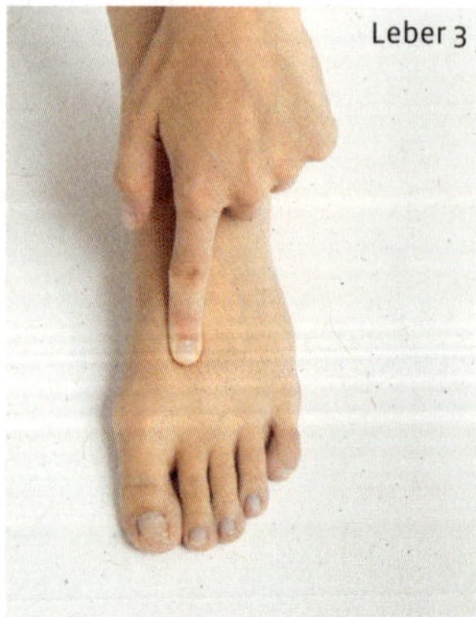

Leber 3 (Höchster Angriffspunkt): Dies ist der Hauptpunkt bei *Qi*-Stauung und ein wichtiger Fernpunkt zur Behandlung von Kopfschmerzen. Der Punkt befindet sich in der Vertiefung zwischen dem 1. und 2. Mittelfußknochen. Drücken und kneten Sie diesen Punkt mit dem Daumen für 30 Sekunden.

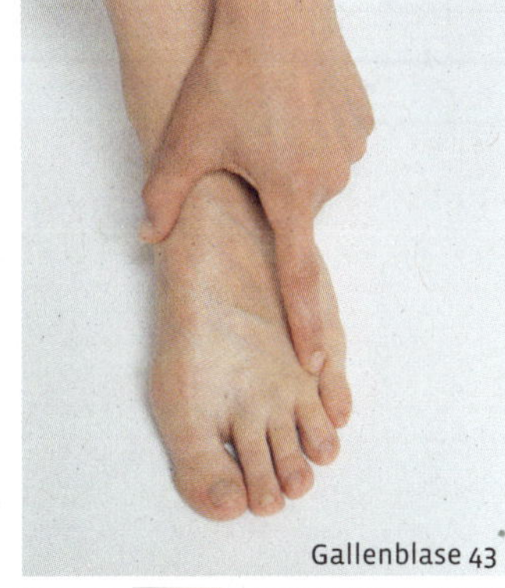
Gallenblase 43

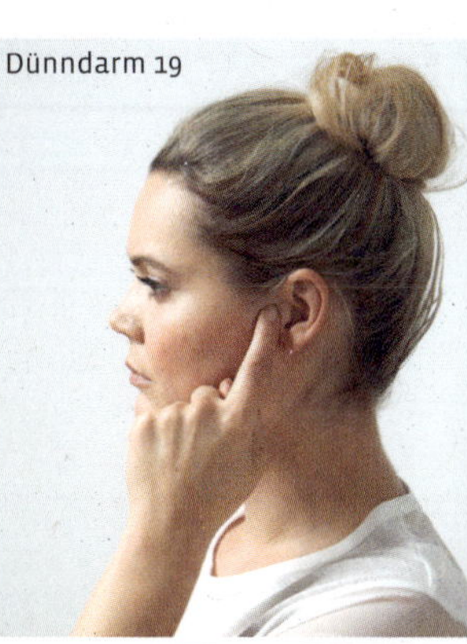
Dünndarm 19

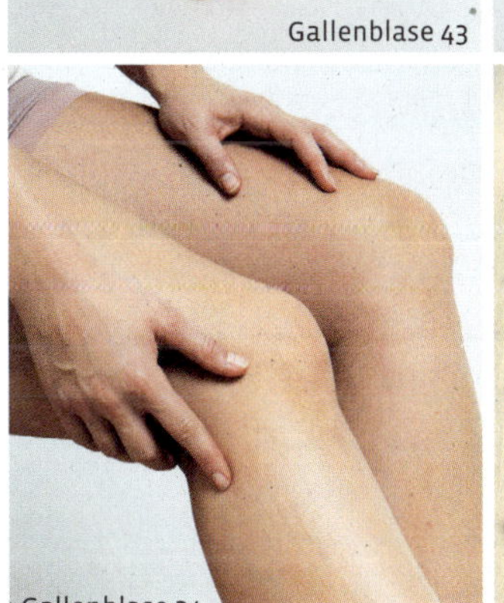
Gallenblase 34

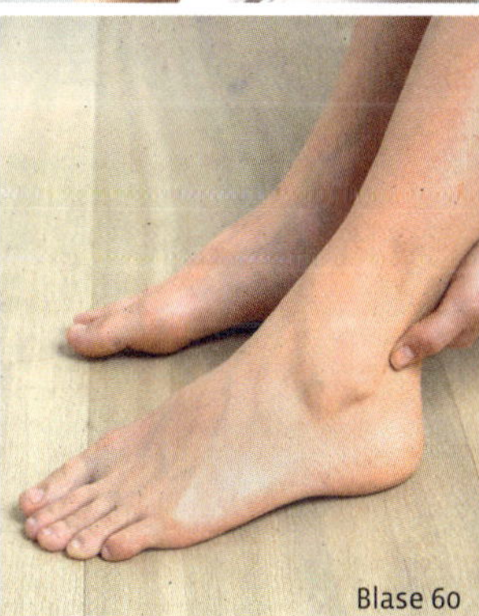
Blase 60

Gallenblase 43 (Verengtes Tal): Dieser Punkt besänftigt das Leber-*Yang*. Er befindet sich in der Schwimmhautfalte zwischen der 4. und 5. Zehe. Drücken und kneten Sie diesen Punkt mit dem Daumen für 30 Sekunden.

Dünndarm 19 (Körnchengrube): Dieser Punkt wirkt bei Ohrgeräuschen im Zusammenhang mit Kopfschmerzen. Er befindet sich vor dem Ohr in einer Vertiefung, die beim Öffnen des Mundes entsteht. Legen Sie den Zeigefinger in diese Mulde, und drücken und kneten Sie diesen Punkt 30 Sekunden.

Gallenblase 34 (Quelle am *Yang*-Hügel) ist ein wichtiger Punkt zur Entspannung des Bewegungsapparats und zur Harmonisierung der Funktionskreise Leber und Gallenblase: Verspanntes Gewebe wird gelockert und beweglich gemacht. Sie finden den Punkt am äußeren Unterschenkel, unmittelbar vor dem Köpfchen des Wadenbeins.

Blase 60 (Kunlun-Gebirge) ist ein wichtiger Fernpunkt für den Kopf: Er reduziert Fülle und lindert Schmerzen. Der Punkt befindet sich am Fuß hinter dem Außenknöchel in der Mulde zwischen Knöchel und Achillessehne.

Akupressurpunkte bei Blut-Stase

Leber 3 (Höchster Angriffspunkt) ist der Hauptpunkt bei *Qi*-Stauung und ein Fernpunkt zur Behandlung von Kopfschmerzen. Er befindet sich in der Vertiefung zwischen dem 1. und 2. Mittelfußknochen. Foto siehe Seite 126.

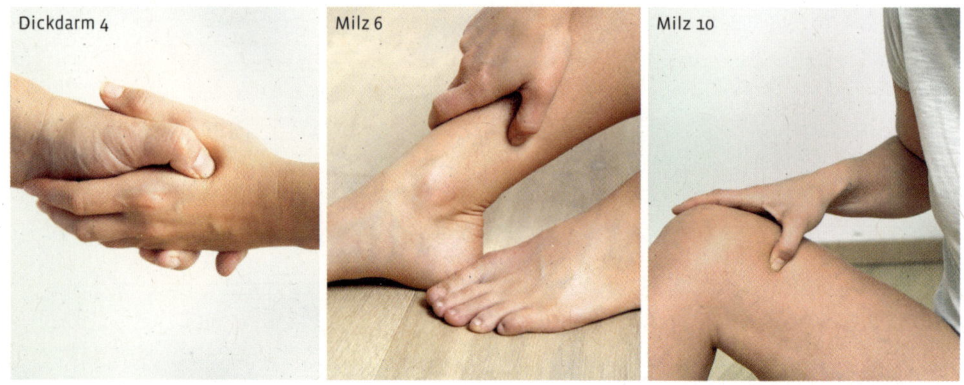

Dickdarm 4 (Talverbindung) ist der wichtigste Schmerz– und Ausleitungspunkt bei allen Schmerzen. Er befindet sich auf dem Handrücken auf der Kreuzungslinie zwischen Daumen und Zeigefinger »im Tal«, wie der Name schon sagt.

Diesen Punkt sollten Sie nicht während der Schwangerschaft stimulieren.

Akupressurpunkte bei Leber-Blut-Stase

Milz 6 (Treffpunkt der drei *Yin*) bewegt das Blut. Diesen Punkt finden Sie an der Innenseite des Unterschenkels, vier Querfinger über dem höchsten Punkt des Innenknöchels am hinteren Rand des Schienbeins.

Milz 10 (Meer des Blutes) stärkt das Blut und beseitigt die Stase. Der Punkt befindet sich auf der Innenseite des gebeugten Knies zwei Fingerbreit oberhalb der Kniescheibe.

Akupressurpunkte bei Qi- und Blut-Mangel

Milz 6 (Treffen der drei *Yin*): Dieser Punkt harmonisiert die Milz, nährt das Blut und aktiviert den *Qi*- und Blutfluss. Außerdem stärkt er den Geist. Diesen Punkt finden Sie an der Innenseite des Unterschenkels, vier Querfinger über dem höchsten Punkt des Innenknöchels am hinteren Rand des Schienbeins. Foto siehe Seite 128.

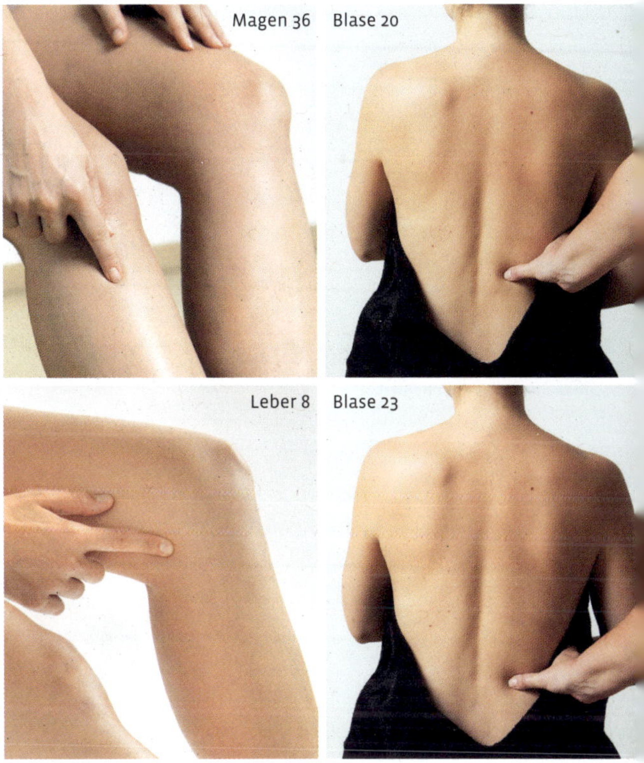

Magen 36 (Drei Meilen zu Fuß) stärkt das *Qi*. Der Punkt befindet sich an der Außenseite des Unterschenkels, vier Querfinger unterhalb der Kniescheibenunterkante und eine Daumenbreite neben der Schienbeinkante (Delle ertasten).

Magen 36

Blase 20

Leber 8

Blase 23

Blase 20 (Zustimmungspunkt der Milz): Dieser Punkt stärkt die Milz und regt die Blutbildung an. Er befindet sich auf dem Rücken, beidseitig am Anfang der Taille zwei Fingerbreit neben der Wirbelsäule.

Blase 23 (Zustimmungspunkt der Niere) stärkt die Nieren-Energie als Unterstützung bei der Blutbildung. Diesen Punkt finden Sie im Bereich des unteren Rückens in Höhe des unteren Taillenbereichs beidseitig zwei Fingerbreit neben der Wirbelsäule.

Leber 8 (Gebogene Quelle) nährt das Blut, beseitigt Kopfschmerzen und Schwindel. Der Punkt befindet sich auf der Innenseite des Knies in der Kniefalte bei gebeugtem Knie.

Akupressurpunkte bei Schleim-Nässe

Milz 6 (Treffpunkt der drei *Yin*) harmonisiert die Milz und regt ihre Funktion an, Schleim-Nässe umzuwandeln. Diesen Punkt finden Sie an der Innenseite des Unterschenkels, vier Querfinger über dem höchsten Punkt des Innenknöchels am hinteren Rand des Schienbeins. Foto siehe Seite 128.

Magen 36 (Drei Meilen zu Fuß) stärkt das *Qi* und seine Funktion der Umwandlung und des Transports, um die Ansammlung von Nässe zu verhindern. Der Punkt befindet sich an der Außenseite des Unterschenkels, vier Querfinger unterhalb der Kniescheibenunterkante und eine Daumenbreite neben der Schienbeinkante (Delle ertasten). Foto siehe Seite 129.

Blase 20 (Zustimmungspunkt der Milz) stärkt die Milz und ihre Umwandlungs- und Transportfunktion. Er befindet sich auf dem Rücken, beidseitig am Anfang der Taille zwei Fingerbreit neben der Wirbelsäule. Foto siehe Seite 129.

Dickdarm 4 (Talverbindung) ist einer der wichtigsten Schmerz- und Ausleitungspunkte bei allen Schmerzen. Er befindet sich auf dem Handrücken auf der Kreuzungslinie zwischen Daumen und Zeigefinger »im Tal«. Foto siehe Seite 128.

Diesen Punkt sollten Sie nicht während der Schwangerschaft stimulieren.

Magen 40 (Reiche Wölbung) ist ein wichtiger Punkt, um Schleim und Nässe umzuwandeln. Er befindet sich eine Handlänge unterhalb von Magen 36 am äußeren Unterschenkel.

Magen 40

Akupressurpunkte bei Nieren-Schwäche

Blase 23 (Zustimmungspunkt der Niere) stärkt die Vitalkräfte des gesamten Organismus. Den Punkt finden Sie im Bereich des unteren Rückens in Höhe des unteren Taillenbereiches beidseitig zwei Fingerbreit neben der Wirbelsäule. Foto siehe Seite 129.

Niere 3 (Große Schlucht): Dieser Punkt stärkt und stabilisiert das Nieren-*Qi*. Er befindet sich am Innenknöchel des Fußes in der Mulde zwischen Knöchel und Achillessehne. Drücken Sie den Punkt Niere 3, und zupfen Sie zusätzlich die Achillessehne.

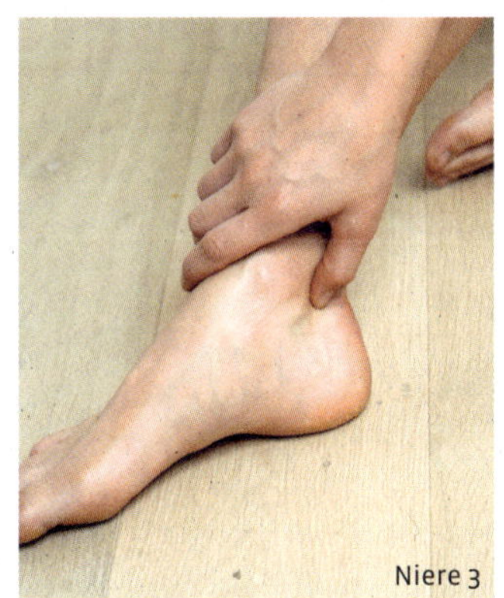
Niere 3

Akupressurpunkte bei Migräne

Hier können Sie eine Auswahl unter den folgenden Punkten treffen und nachspüren, welche Kombination für Ihre Symptomatik geeignet ist.

Magen 8 (Winkel am Kopf): Der Punkt wirkt schmerzlindernd und ist bei schweren Kopfschmerzen und Migräne angezeigt, die mit Übelkeit oder Erbrechen und unscharfem Sehen und Augenschmerzen einhergehen. Der Punkt befindet sich im Bereich der Stirnecke der vorderen Haaransatzlinie (»Geheimratsecken«).

Leber 3 (Höchster Angriffspunkt): Dies ist der Hauptpunkt bei *Qi*-Stauung und ein Fernpunkt zur Behandlung von Kopfschmerzen. Er hat eine beruhigende Wirkung auf das psychovegetative System und löst muskuläre Verspannungen. Der Punkt befindet sich in der Vertiefung zwischen dem 1. und 2. Mittelfußknochen. Foto siehe Seite 126.

Dickdarm 4 (Talverbindung) ist einer der wichtigsten Schmerz- und Ausleitungspunkte bei allen Schmerzen. Er befindet sich auf dem Handrücken auf der Kreuzungslinie zwischen Daumen und Zeigefinger »im Tal«. Foto siehe Seite 128.

Den Punkt Dickdarm 4 sollten Sie nicht während der Schwangerschaft stimulieren.

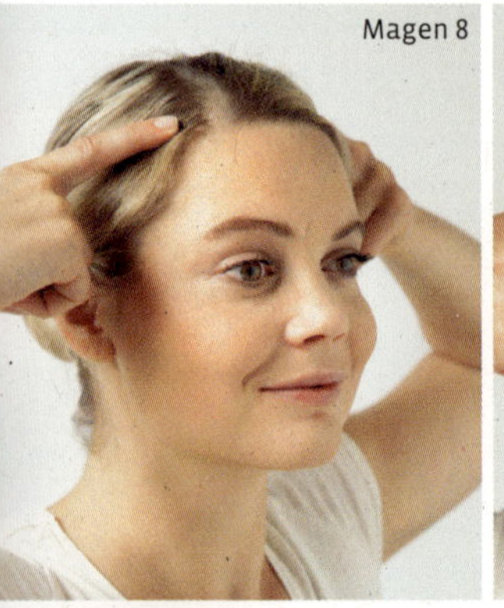

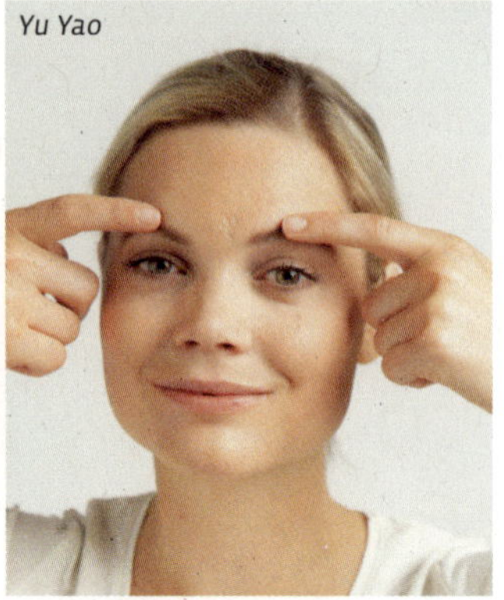

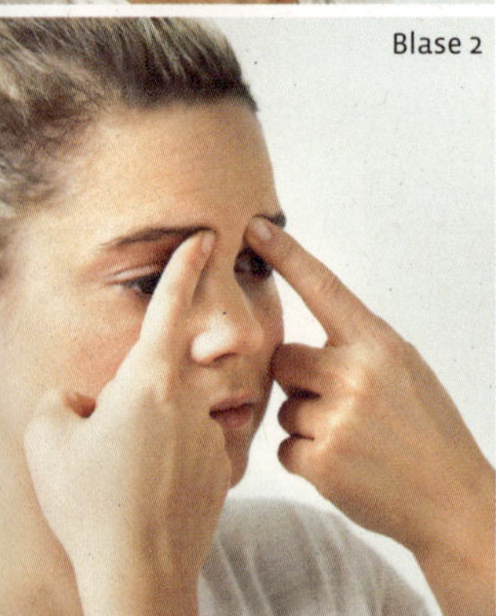

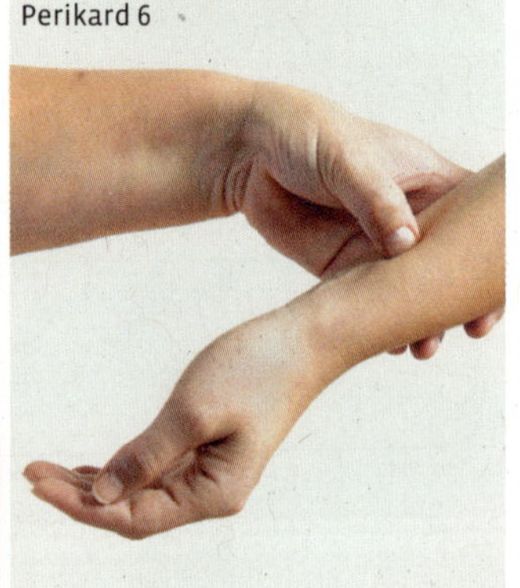

Extrapunkt *Yu Yao* (Fischrücken): Dieser Punkt kann bei Kopfschmerzen und lokalen Schmerzen im Augenbrauenbereich angewendet werden. Er befindet sich in der Mitte der Augenbraue in einer Vertiefung direkt oberhalb der Pupille bei gerade nach vorne sehenden Augen.

Blase 2 (Zusammengelegter Bambus): Dieser Punkt kann bei lokalen Schmerzen im Augenbereich angewendet werden, da er den Schmerzbereich entspannt. Er befindet sich in einer Vertiefung an dem Ende der Augenbrauen, das der Nase zugewandt ist.

Perikard 6 (Inneres Passtor) ist ein wichtiger Punkt zur Beruhigung. Auch bei Übelkeit und Erbrechen wirkt er beruhigend und ausgleichend auf den Verdauungstrakt. Der Punkt befindet sich auf der Innenseite des Unterarms in der Mitte, wo zwei Sehnen zu ertasten sind. Der Punkt liegt genau zwischen den Sehnen, ca. zwei Fingerbreit von der Handgelenksfalte entfernt.

Akupressurpunkte für unterschiedliche Schmerzareale

Wenn sich der Schmerz genau lokalisieren lässt, akupressieren Sie mit dem Daumen oder Zeigefinger den angegebenen Punkt für 30 Sekunden. Wiederholen Sie die Behandlung mehrmals, bis eine Besserung eintritt.

Akurpressurpunkte für lokalisierbare Schmerzareale

Schmerzareal	Akupressurpunkt	Lokalisation	Wirkung
Scheitel	Leber 3	In der Vertiefung zwischen dem 1. und 2. Mittelfußknochen	Beruhigt die Leber bei aufsteigendem Leber-*Yang*
Schläfenbereich (oft auf nur einer Seite links oder rechts)	*San Jiao* 5	Auf der Oberseite des Unterarms, zwei Daumenbreiten oberhalb der Falte des Handgelenks in der Mitte, in der Vertiefung zwischen den Knochen und Sehnen	Schmerzlindernd bei Schmerzen im Schläfenbereich, beruhigt und entspannt den Schläfenbereich
Nacken	Gallenblase 21	Auf dem höchsten Punkt der Schulter	Entspannt einen verspannten Nacken, lockert und fördert die Beweglichkeit der Schultern und Arme
Stirn	Magen 8	Im Bereich der Stirnecke der vorderen Haaransatzlinie (»Geheimratsecken«)	Schmerzlindernd, bei schweren Kopfschmerzen und Migräne mit Übelkeit oder Erbrechen, unscharfem Sehen und Augenschmerzen
	Dickdarm 4	Auf dem Handrücken auf der Kreuzungslinie zwischen Daumen und Zeigefinger	Schmerz- und Ausleitungspunkt bei allen Schmerzen

Schweregefühl im ganzen Kopf	Milz 6	An der Innenseite des Unterschenkels, vier Querfinger über dem höchsten Punkt des Innenknöchels am hinteren Rand des Schienbeins	Harmonisiert die Milz und unterstützt die Umwandlung von Schleim-Nässe
Hinter den Augen	Extrapunkt *Yu Yao*	In der Mitte der Augenbraue	Lindert Schmerzen im Augenbereich

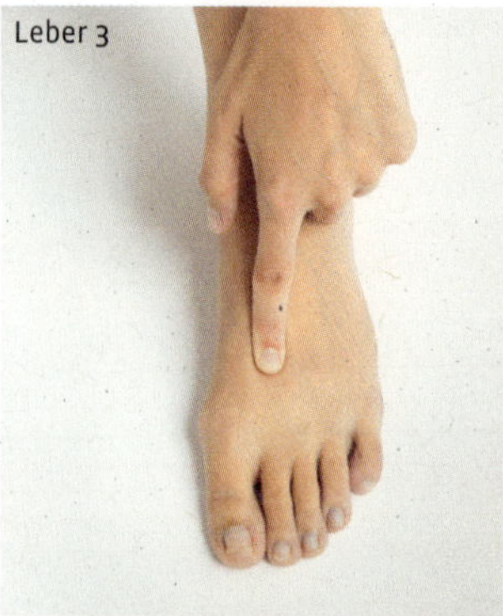

Leber 3

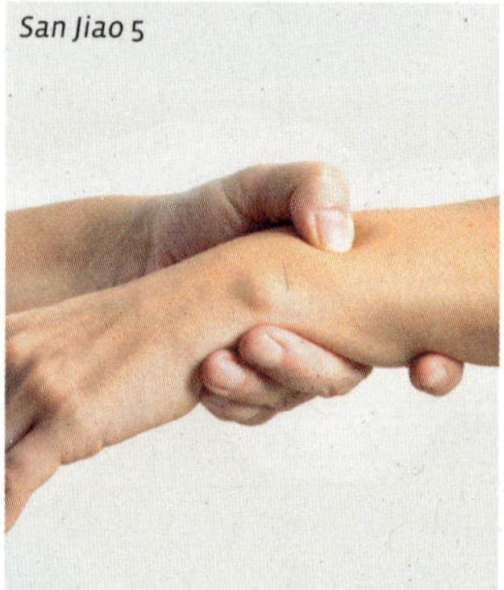

San Jiao 5

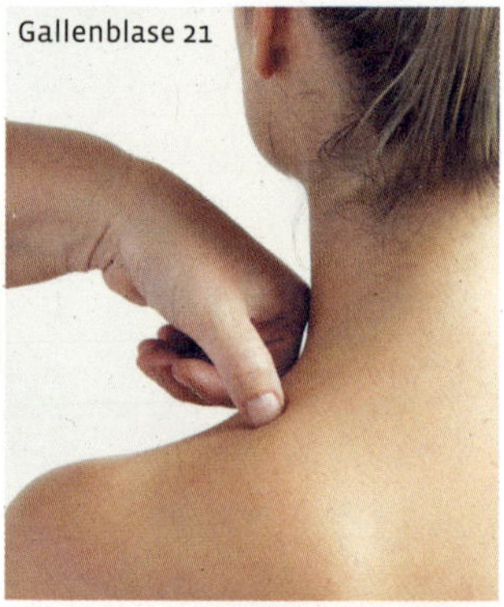

Gallenblase 21

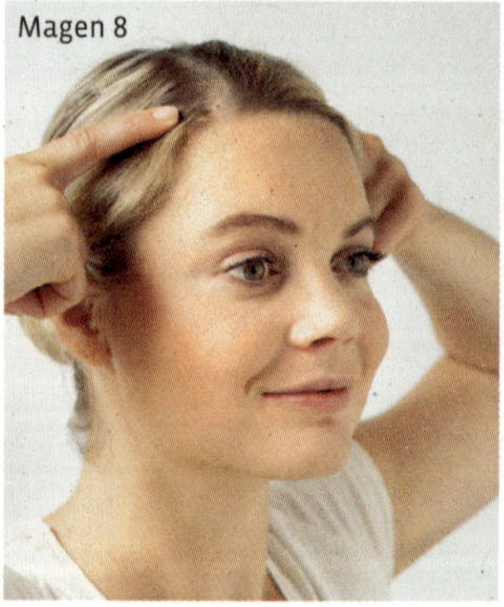

Magen 8

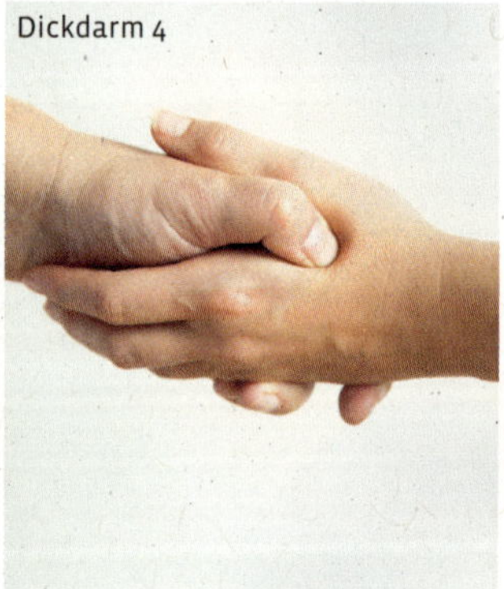

Dickdarm 4

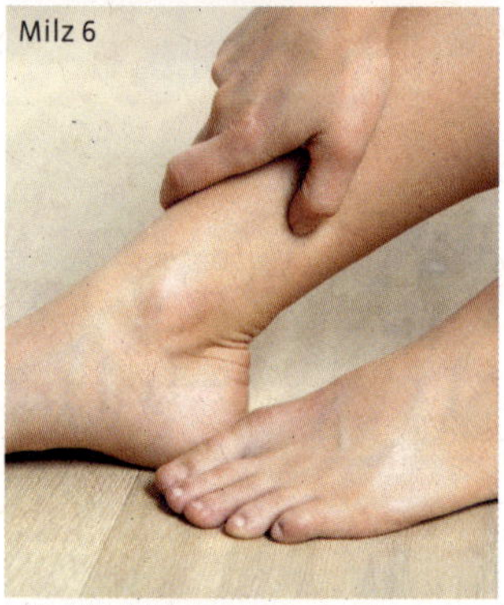

Milz 6

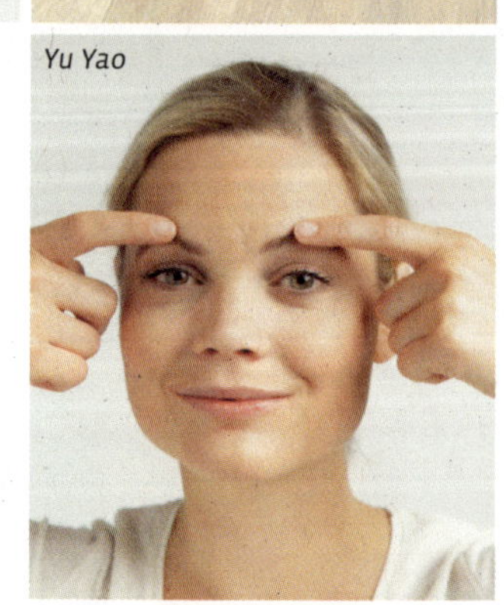

Yu Yao

Allgemeine Massage-anwendungen bei Kopfschmerzen und Migräne

Im Folgenden stellen wir Ihnen einige allgemeine Massageanwendungen vor, die unabhängig vom jeweiligen Disharmoniemuster oder Schmerzareal Kopfschmerzen lindern und Schmerz-Attacken vorbeugen können.

Die Massagen sollten regelmäßig durchgeführt werden, um die eigene Energie zu halten, zu stärken oder auch Erkrankungen vorzubeugen. Sie wirken entspannend, *Qi*-stärkend, bewegend und Blockaden lösend. Man benötigt etwa 15 Minuten, um eine Massage durchzuführen.

Die ersten beiden Anwendungen sind zur Selbstmassage geeignet. Es kann aber auch sehr wohltuend sein, die Massagen von einem Partner oder einer Partnerin durchführen zu lassen. Zur Partnermassage legen Sie sich bequem auf den Rücken. Die Selbstmassage kann im Stehen oder Sitzen erfolgen

Yin Tang

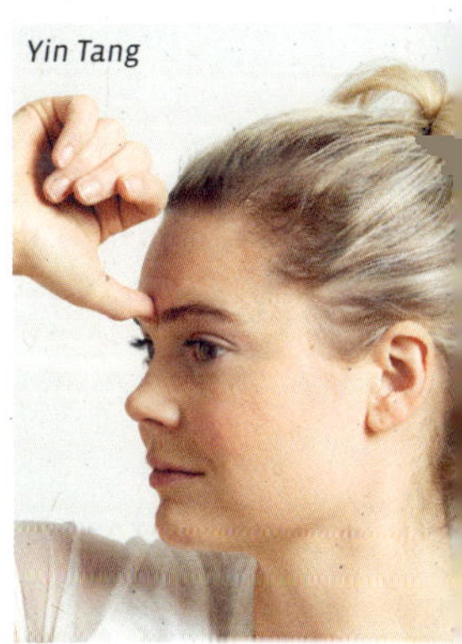

Anwendung 1 (Selbstmassage)

- Setzen Sie sich aufrecht hin, die Beine stehen schulterbreit auseinander, die Füße haben Kontakt zum Boden.
- Atmen Sie mehrmals langsam tief durch die Nase ein und durch den Mund aus.
- Legen Sie die Hände auf das Gesicht, und schieben Sie sie 3-mal geradlinig auf und ab.
- Drücken und kneten Sie den Punkt Magen 8 mit den Zeigefingern (siehe Seite 134).
- Drücken und kneten Sie kreisend Dickdarm 4 mit den Zeigefingern (siehe Seite 134).
- Drücken und kneten Sie kreisend den Punkt *Yin Tang* (genau zwischen den beiden Augenbrauen) mit den Daumen
- Drücken und kneten Sie kräftig Leber 3 (siehe Seite 134).

- Drücken und kneten Sie kreisend den Punkt Gallenblase 43 (siehe Seite 127).
- Schließen Sie die Augen, und ruhen Sie etwas nach.
- Wiederholen Sie diese Massage 2- bis 3-mal pro Woche, bis Sie eine Verbesserung spüren.

Anwendung 2 (Selbstmassage)

- Setzen Sie sich aufrecht hin.
- Legen Sie die Hände auf das Gesicht, und schieben Sie die Handflächen geradlinig auf und ab.
- Greifen Sie mit Daumen und Zeigefinger eine Hautfalte in der Mitte der Augenbrauen, und ziehen Sie diese leicht nach außen. Wiederholen Sie dies mehrmals.
- Streichen Sie die Augenbrauen aus.
- Drücken und kneten Sie mit dem Zeigefinger nacheinander die Punkte Blase 2 (siehe Seite 132) und *Tai Yang*, den Schläfenpunkt.
- Klopfen Sie mit der Vogelpicktechnik den Punkt *Du Mai* 20 oben auf der Mitte des Kopfes.
- Spreizen Sie die Finger, und schieben Sie die Hand, wie einen Kamm von vorne nach hinten über die Kopfhaut (»Haare kämmen«). Wiederholen Sie dies 3-mal.
- Greifen Sie die Nackenmuskulatur mit der Hand, und drücken Sie diese fest zusammen.
- Drücken und kreisen Sie den Punkt Dickdarm 4 (siehe Seite 128).

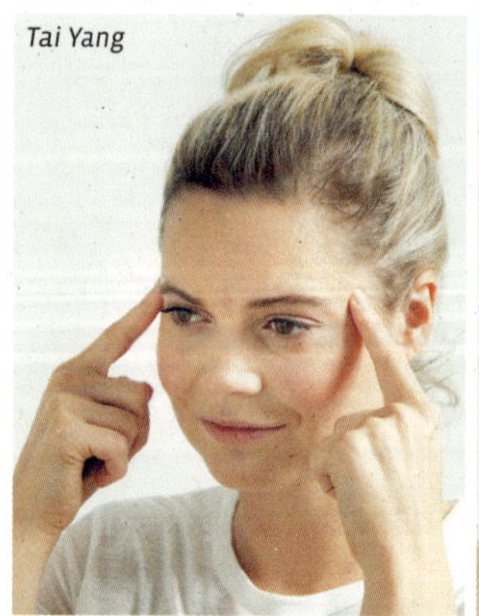
Tai Yang

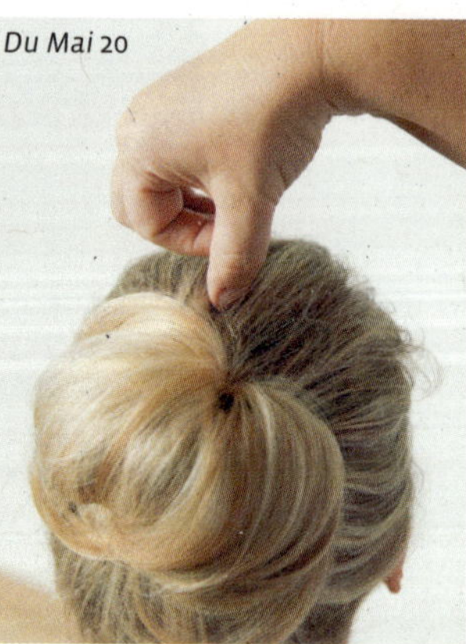
Du Mai 20

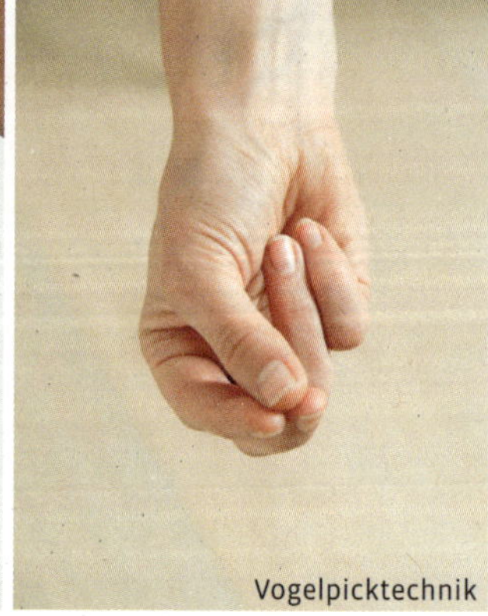
Vogelpicktechnik

Anwendung 3 (Partnermassage)

- Legen Sie sich auf den Rücken. Legen Sie ein Kissen unter die Knie, und lagern Sie den Kopf bequem.
- Partner: Setzen Sie sich hinter den Kopf des Partners/der Partnerin.
- Benetzen Sie Ihre Fingerkuppen mit etwas Massageöl (siehe Seite 141 f.), und streichen Sie dann mit den Fingerkuppen einige Male die Stirn über die Schläfen aus.
- Drücken und kneten Sie sanft den Punkt *Yin Tang* (siehe Seite 135) zwischen den Augenbrauen.
- Stimulieren Sie dann für ein paar Minuten mit sanftem Fingerdruck die Kopfhaut – ähnlich wie beim Waschen der Haare. Zunächst am Haaransatz der Stirn, dann am Oberkopf und an den Seiten und Schläfen.
- Ziehen Sie dann ganz leicht an den Haaren: zuerst mit der rechten Hand an der rechten Kopfseite, während die linke Handfläche auf dem linken Ohr ruht. Wechseln Sie dann die Seite.
- Streichen Sie kreisend mit dem rechten Zeige-, Mittel- und Ringfinger auf der knöchernen Erhebung hinter dem rechten Ohr (Mastoid) und um sie herum. Wechseln Sie dann die Seite.
- Streichen Sie zum Abschluss die Stirn über die Schläfen nach rechts und links mehrmals sanft aus.
- Lassen Sie Ihren Partner/ Ihre Partnerin noch etwas nachruhen.

Die Massage sollte 15 bis 20 Minuten dauern.

Anwendung 4 (Gua Sha)

Gua Sha (Schaben auf der Haut) ist eine Behandlungstechnik aus der Volksheilkunde und hat eine entlastende Wirkung bei Kopfschmerzen und Migräne. Nach den Erkenntnissen der Chinesischen Medizin werden durch *Gua Sha Qi* und Blut und gestaute Feuchtigkeit/Nässe bewegt. Es kann bei Mangel *Qi* und Blut tonisieren und bei Fülle entlasten. Es kühlt bei Hitze und wärmt bei

Kälte. *Gua Sha* kann krank machende Ungleichgewichte regulieren und Schmerzen lindern. Dabei wird traditionell mit einem chinesischen Suppenlöffel über die Haut geschabt, bis sich eine Rötung bildet.

Durchführung

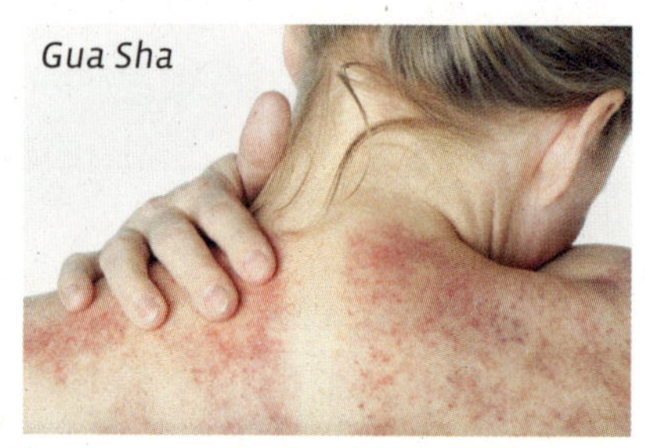
Gua Sha

Der Partner verteilt vor der *Gua-Sha*-Behandlung etwas Massageöl (siehe Seite 141 f.) oder ein neutrales Öl auf der Haut. Damit schützen Sie die Hautoberfläche vor Verletzungen. Nun schaben Sie mit einem chinesischen Suppenlöffel oder auch mit dem Deckel eines Babybreigläschens über das Hautareal im Bereich des Halses und des Nackens zwischen Schulter und Wirbelsäule oberhalb des Schulterblatts. Wichtig ist, nicht über knöcherne Bereiche zu schaben. Nach einiger Zeit bilden sich kleine rötliche oder bläuliche Punkte, sogenannte Petechien. Schaben Sie so lange, bis sich eine rötlich bläuliche Fläche bildet. Diese Rötung geht nach einiger Zeit deutlich zurück, eine leichte restliche Rötung kann bis zu 48 Stunden bleiben. Nach der *Gua-Sha*-Behandlung sollten Sie sich ausruhen.

Bei Migräne und chronischen Kopfschmerzen sollten Sie die Behandlung mehrfach wiederholen.

Beachten Sie, dass der erzeugte Bluterguss auf der Haut vollständig abgeklungen sein muss, bevor Sie eine erneute Behandlung durchführen.

Übungen zur Entspannung der Nackenmuskulatur

Häufig ist der Schulter-Nacken-Bereich bei chronischen Kopfschmerzen sehr verspannt. Stress und emotionale Einflüsse können diese Verspannungen noch verstärken. Oftmals werden die Schultern unbewusst nach oben gezogen, und eine entspannte Nackenmuskulatur ist gar nicht mehr wahrnehmbar.

Durch die folgenden Übungen können Sie dieses Areal entlasten und entspannen.

Wenn Sie Vorschädigungen an der Halswirbelsäule haben, sollten Sie die Übungen nur nach Absprache mit Ihrem Arzt oder Therapeuten durchführen.

Bevor Sie die Übungen anwenden, kreisen Sie die Schultern jeweils 20-mal nach vorne und hinten, kneten und drücken Sie den Punkt Gallenblase 21 auf der Schulterhöhe (siehe Seite 134), um den Bereich auf die Übungen vorzubereiten. Heben Sie die Schultern in Richtung Ohren, und halten Sie die Position. Nach 5 Sekunden entspannen Sie und senken die Schultern zurück in die Ausgangsposition. Beklopfen Sie die Arme mit der lockeren Faust an der Außenseite, beginnend über der Schulter.

Übung 1

- Stellen Sie sich aufrecht hin, die Füße stehen schulterbreit auseinander.
- Stützen Sie die Arme im Hüftbereich ab.
- Drehen Sie den Kopf langsam zur linken Seite, die Augen fixieren einen Punkt in der Ferne.
- Schieben Sie das Kinn und den Hals langsam in die Richtung des fixierten Punkts, und atmen Sie dabei tief ein.

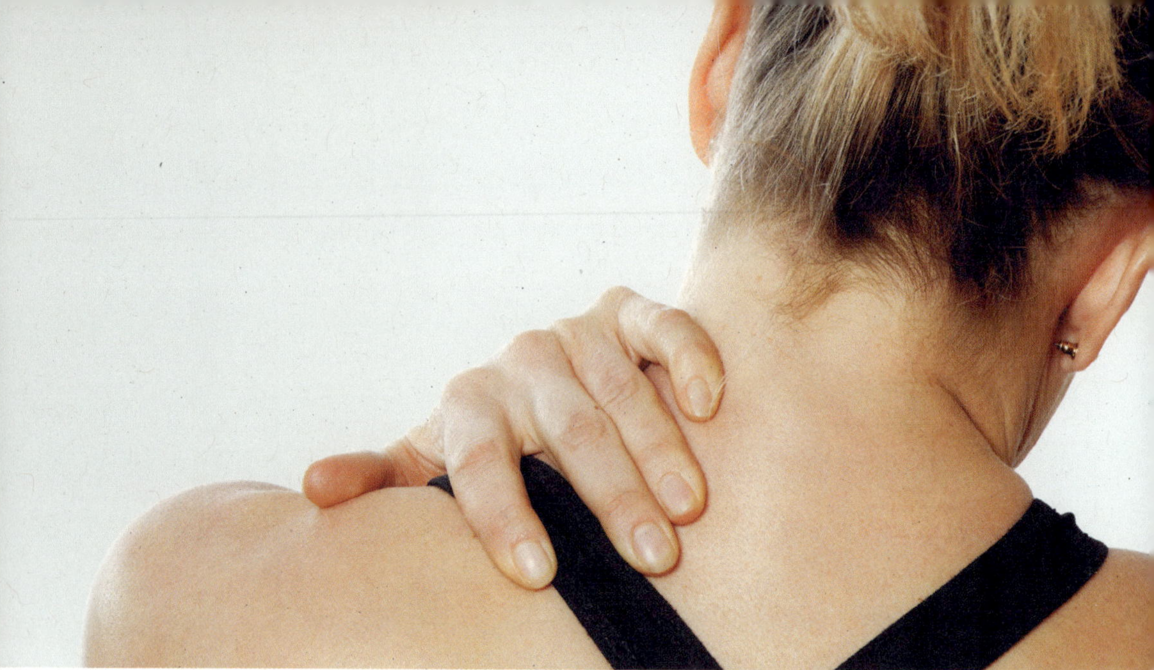

- Dann nehmen Sie den Kopf wieder in die Ausgangsposition zurück und atmen dabei bewusst aus.
- Drehen Sie den Kopf zur rechten Seite. Wiederholen Sie diese Übung 10- bis 15-mal pro Seite.

Wenn Sie diese Übung täglich über einen längeren Zeitraum üben, wird die Nackenmuskulatur gedehnt und entspannt sich.

Übung 2

- Stellen Sie sich aufrecht hin, die Füße stehen schulterbreit auseinander.
- Stützen Sie die Arme im Hüftbereich ab.
- Beugen Sie den Kopf so weit wie möglich nach hinten, und atmen Sie dabei tief ein.
- Bewegen Sie den Kopf in die Ausgangsposition zurück, und atmen Sie tief aus.
- Atmen Sie wieder tief ein, und beugen Sie den Kopf nach vorne, sodass das Kinn die Brust berührt, und atmen Sie aus.
- Einatmend bewegen Sie den Kopf wieder in die aufrechte Position zurück. Wiederholen Sie die Übung der Vorwärts- und Rückwärtsbeugung 10- bis 15-mal.

Rezepturen für Massageöle

Ein Massageöl wird verwendet, damit die Hände optimal über die Haut gleiten können und die Haut durch die starke Reibung nicht gereizt wird. Durch Verwendung eines Massageöls bleibt die Massage angenehm und entspannend.

Massageöle können Sie sehr leicht selbst herstellen. Dafür benötigen Sie nur ein Basisöl sowie ein ätherisches Öl.

Als Basisöl können Mandelöl, Avocadoöl oder Kokosöl verwendet werden. Es kann zur Behandlung des Nackens, des Gesichts und allgemein bei trockener, rauer Haut verwendet werden. Alle Basisöle können Sie mit ätherischen Ölen mischen. Das ätherische Öl hat zusätzlich eine entspannende, lindernde Wirkung auf die Symptome.

Grundregel für die Mischung: Auf 50 ml Basisöl kommen 5 Tropfen ätherisches Öl. Die Öle sind bis zu 6 Monate haltbar.

Rosmarin-Pfefferminz-Öl

Bestandteile:

- etwas Kokosnussöl oder Mandelöl als Basisöl
- 2 Tropfen Rosmarinöl
- 2 Tropfen Pfefferminzöl

Herstellung und Anwendung: Geben Sie das Rosmarinöl und das Pfefferminzöl in das Basisöl. Tragen Sie diese Mischung im Bereich der Schläfen, der Stirn und des Nackens auf.

Wirkung: Dieses Öl wirkt bei Kopfschmerzen und Migräne schmerzlindernd.

Manche Menschen mögen den Geruch von Minze nicht. In diesem Fall können Sie das Pfefferminzöl durch Majoranöl ersetzen.

Massageöl zur Kopfmassage

Bestandteile:

- 40 ml Basisöl
- 2 Tropfen Lavendelöl
- 2 Tropfen ätherisches Öl der Römischen Kamille
- 5 Tropfen Melissenöl
- 3 Tropfen Rosmarinöl

Herstellung: Rühren Sie die ätherischen Öle in das Basisöl ein.

Wirkung: Das Öl wirkt schmerzlindernd, entspannend und beruhigend.

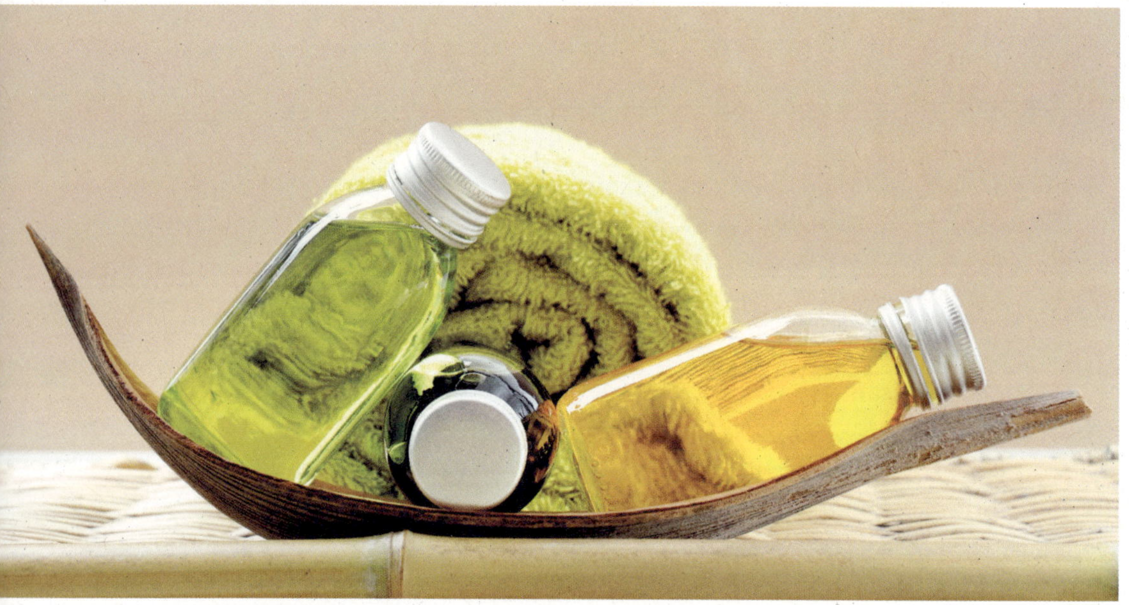

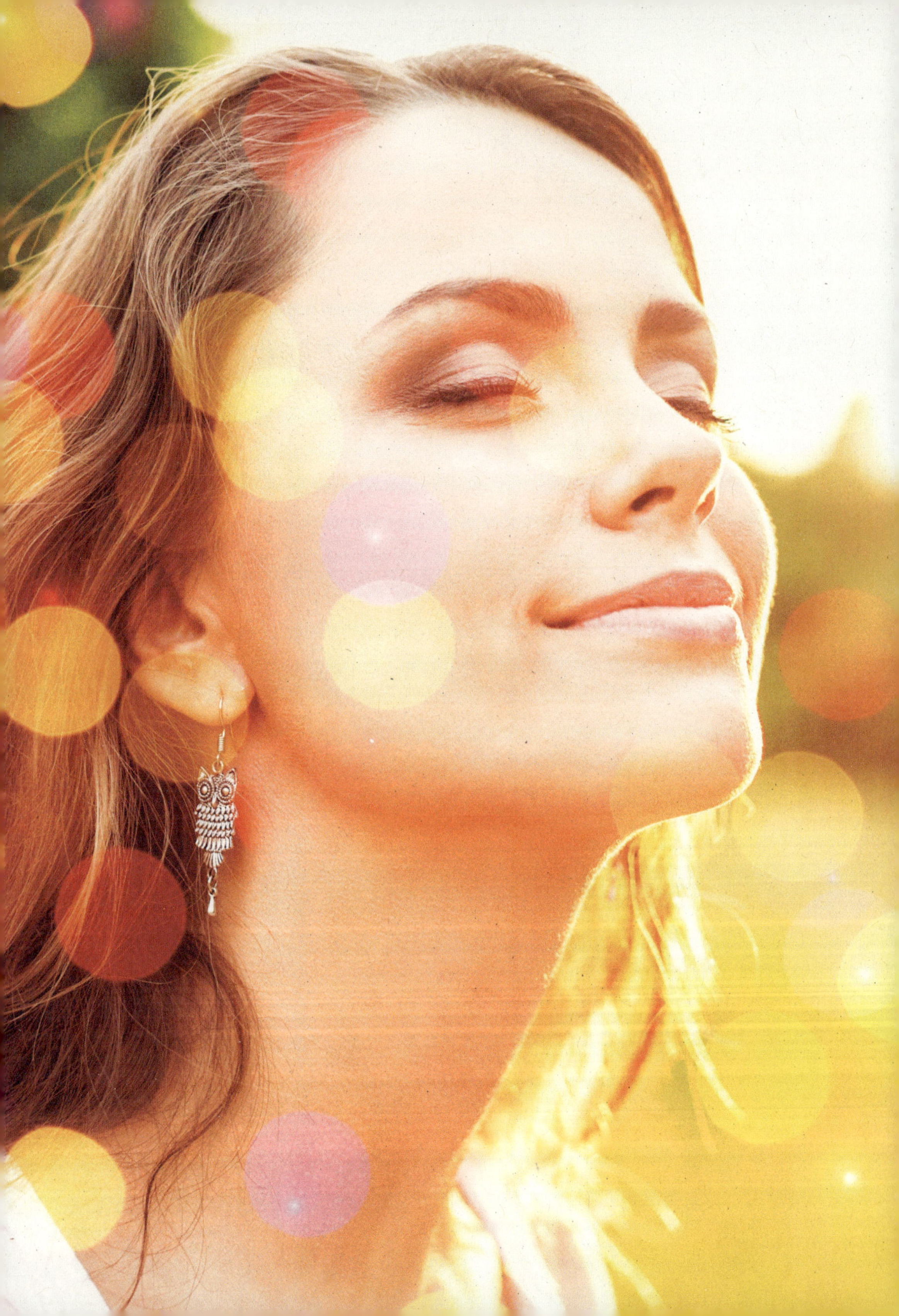

附录

Anhang

Hinweis

Durch Forschung und klinische Erfahrungen unterliegen die Erkenntnisse in Medizin und Naturwissenschaften einem beständigen Wandel. Die Autoren haben sorgfältig geprüft, dass die in diesem Werk getroffenen therapierelevanten Aussagen und Angaben dem derzeitigen Wissensstand entsprechen. Hierdurch wird der Leser dieses Werkes jedoch nicht von der Verpflichtung entbunden, ggf. auch anhand anderer Werke zu diesem Thema zu prüfen, ob die dort getroffenen Aussagen und Angaben von denen in diesem Werk abweichen. Der Leser trifft seine Therapieentscheidung in eigener Verantwortung. Ggf. erwähnte Produktnamen sind geschützte Marken oder eingetragene Markenzeichen der jeweiligen Eigentümer, Unternehmen oder Organisationen, auch wenn sie im Einzelnen nicht ausdrücklich als solche gekennzeichnet wurden.

Bücher, Adressen & Co.

Bücher zu den Grundlagen

Kaptchuk, Ted J.: *Das große Buch der Chinesischen Medizin.* Knaur MensSana, München 2010.

Li, Christine: *Chinesische Medizin für den Alltag.* Gräfe und Unzer, München 2006.

Tetling, Christiane, Kalbanter Wernicke Karin: *Handbuch der Reflextherapie.* Springer Verlag, München 2004.

Tetling, Christiane: *Tuina-Praxiswissen kompakt.* Haug / Thieme Verlag, Stuttgart 2015.

Weidinger, Georg: *Die Heilung der Mitte.* 6. Aufl. Ennsthaler, Steyr 2015.

Bücher über Ernährung

Nichterl, Claudia: *Die Fünf-Elemente-Küche – vegetarisch.* AVBuch, Wien 2007.

Nichterl, Claudia: *Die NEUE 5 Elemente Küche. Fernöstliches Wissen – heimische Zutaten.* AVBuch, Wien 2012.

Nichterl, Claudia: *Power Frühstück. Kraftvoll in den Tag.* Cadmos, Schwarzenbek 2014.

Rieckmann, Ruth: *Kraftsuppen & Essenzen. Heilen und genießen mit den fünf Elementen.* NutriTao Verlag, Bonn 2017.

Schneider, Karola B.: *Kraftzeiten nach der Chinesischen Heilkunde. 140 einfach-originelle Kochrezepte zur Stärkung, Reinigung und für inneres Gleichgewicht.* AT Verlag, Arau 2017.

Seifert, Christiane: *Die Fünf Elemente Küche für Einsteiger.* TRIAS, Stuttgart 2013.

Stöger, Adelheid: *400 Rezepte der veganen Küche. Das Kochbuch zur China Study in Zusammenarbeit mit Claudia Nichterl.* Verlag Systemische Medizin, Bad Kötzting 2013.

Vikbladh, Cecilia: *Das Flexitarier-Kochbuch. Genussvoll leben mit viel Gemüse und wenig Fleisch.* Thorbecke, Ostfildern 2014.

Bücher zu Qigong, Taiji und Bewegung

Hinterthür, Petra; Lie, Foen Tjoeng: *Qigong*. Gräfe und Unzer, München 2013.

Jiao, Guorui; Hildenbrand, Gisela: *Die 8 Brokatübungen*. Mediengruppe Oberfranken, Bamberg 2012.

Kong, De-Shun: *Taiji-Qigong mit Meister Kong*. Verlag Systemische Medizin, Bad Kötzting 2012 (Video).

Mertens, Wilhelm; Oberlack, Helmut: *Qigong*. Gräfe und Unzer, München 2015.

Olvedi, Ulli: *Das Stille Qigong nach Meister Zhi-Chang Li*. Droemer Knaur, München 2014.

Adressen von Therapeuten finden

Adressen von Ärzten und Therapeuten für Chinesische Medizin können bei den folgenden Gesellschaften erfragt werden.

Deutschland: *AGTCM e. V. – Fachverband für Chinesische Medizin* (Ärzte und Heilpraktiker), Geschäftsstelle: Stephanie Heilmann, Breite Straße 16, 13187 Berlin (www.agtcm.de, hier finden Sie über die Suchfunktion die Therapeutenliste)

Schweiz: *TCM-Fachverband Schweiz*, Alfred-Lienhard-Strasse 1, CH-9113 Degersheim (www.tcm-fachverband.ch)

Österreich: *Österreichische Gesellschaft für Kontrollierte Akupunktur und Traditionelle Chinesische Medizin* (OGKA), Glacisstraße 7, A-8010 Graz (www.ogka.at)

Ernährungsberater/innen nach TCM

Ernährung nach den Fünf Elementen e. V., Mörikestraße 3, D–70825 Münchingen (www.5-elemente-ev.de)

Gesellschaft für Ernährung nach den Fünf Elementen (Verein g5e), *Kochstudio »die Pause« e. U.*, Sigmundsgasse 8, A-1070 Wien (www.tcm-ernaehrung.at)

Verband Ernährung nach den 5 Elementen (Verband E5E), c/o Cécile Künzli-Zangger, Rütistrasse 2, CH-5524 Niederwil (www.ernaehrung5elemente.ch)

TCM-Kliniken

TCM-Klinik Bad Kötzting, Erste Deutsche Klinik für Traditionelle Chinesische Medizin, Fachklinik für Psychosomatik und Psychotherapie, Ludwigstraße 2, 93444 Bad Kötzting (www.tcm.info)

Klinik am Steigerwald, Waldesruh, 97447 Gerolzhofen (www.tcmklinik.de)

Klinik Silima, Gut Spreng, 83083 Riedering (www.klinik-silima.de)

Kliniken Essen-Mitte, Am Deimelsberg 34a, 45276 Essen (www.kliniken-essen-mitte.de/tcm)

Bezug von Chinesischen Kräutern und Teemischungen

Chinesische Kräuter und Teemischung können Sie in Bio-Läden und Apotheken kaufen. TCM-Apotheken gibt es mittlerweile in vielen Städten; in Berlin etwa die Zieten-Apotheke, in Hamburg die Apotheke zur Alten Schmiede und in München die Schützen-Apotheke.

Viele der Apotheken haben sich in der »Arbeitsgemeinschaft deutscher TCM-Apotheken« zusammengeschlossen. Eine nach Postleitzahlen geordnete Mitgliederliste findet sich unter: www.tcm-apo.de.

Qigong-Kurse

Adressen von Schulen in Deutschland verschickt der Deutsche Dachverband für Qigong und Taijiquan e.V., www.ddqt.de. Sie können sich auch bei Ihrer örtlichen Volkshochschule oder im Internet über Kurse und Einrichtungen informieren.

Allgemeines

Einen Verband, der für die Interessen und Rechte von Patienten und Bürgern eintritt, die Komplementärmedizin in Anspruch nehmen möchten, finden Sie hier:

Gesundheit Aktiv e.V., Bürger- und Patientenverband, Gneisenaustraße 42, 10961 Berlin, www.gesundheit-aktiv.de

Über die Autoren

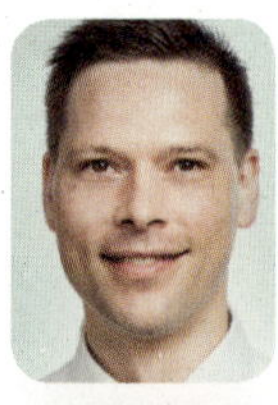

Johannes Bernot leitet eine Praxis für Chinesische Medizin in Hamburg. In China absolvierte er ein Medizinstudium mit Ausrichtung Chinesische Medizin. Dabei lernte er für mehrere Jahre bei zwei der einflussreichsten TCM-Ärzte Chinas. In Deutschland arbeitete er lange in der TCM-Klinik Bad Kötzting. © privat

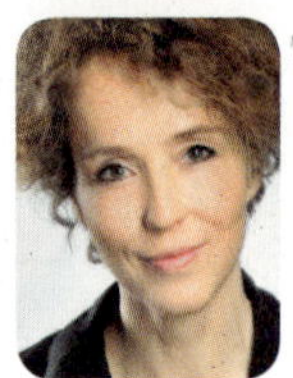

Dr. Andrea Hellwig-Lenzen, promovierte Wirtschafts- und Sozialwissenschaftlerin, arbeitete in universitärer Lehre und Forschung, als freiberufliche Dozentin und als Unternehmensberaterin, bevor sie umfangreiche Ausbildungen in Akupunktur und chinesischer Arzneimitteltherapie absolvierte. Seit 2011 führt sie als Heilpraktikerin eine eigene Praxis für Chinesische Medizin in Berlin. Von 2014 bis 2019 war sie Erste Vorsitzende der AGTCM, einem der wichtigsten Fachverbände für Chinesische Medizin in Deutschland. Sie ist Gastprofessorin an der TCM-Universität Chengdu in China. © privat

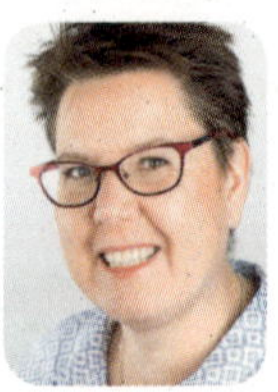

Dr. Claudia Nichterl, promovierte Ernährungswissenschaftlerin, ist Expertin für die Fünf-Elemente-Ernährung nach der Traditionellen Chinesischen Medizin. Ihr Wissen gibt sie als Beraterin und Dozentin an diversen Ausbildungsinstituten weiter. Zusätzlich veranstaltet sie Kochkurse, Seminare und Vorträge und veröffentlichte viele erfolgreiche Bücher rund um gesunde Küche und Ernährung. © privat

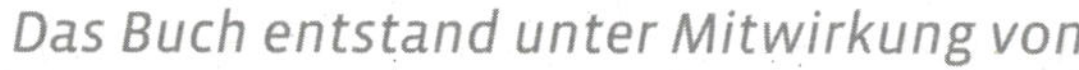

Das Buch entstand unter Mitwirkung von

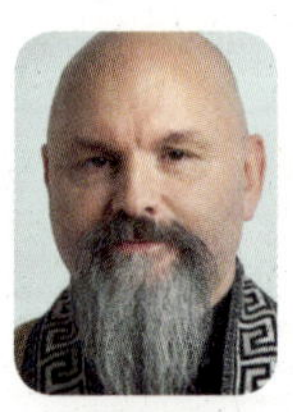

Helmut Schramm studierte bei den besten Meistern Kampf-, Heil- und Bewegungskünste wie Aikido, Judo, Taekwon Do, Kung Fu, Taijiquan und Qigong. Er ist vielfacher Deutscher, Europa- und Weltmeister sowie als Dozent und professioneller Ausbilder tätig. © Corinna Brix

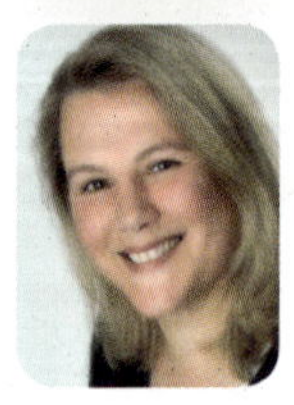

Christiane Tetling arbeitet seit 1997 als TCM- und Tuina-Therapeutin in eigener Praxis in Dortmund. Sie absolvierte ein mehrjähriges Studium der Chinesischen Medizin und ist im Bereich Aus- und Weiterbildung der AGTCM sowie als Autorin und Dozentin im Fachbereich Chinesischer Medizin tätig. Innerhalb der Reihe ist sie für die Kapitel zur Selbstmassage und Akupressur zuständig. © privat

Register

Bildnachweis

Bildredaktion: Daniela Laußer, Tutzing; Ines Swoboda, oekom verlag

Adobe Stock: S. 9 Hannes, S. 11 Kim Schneider, S. 12 bcorn, S. 14 Photographee.eu, S. 16 Rido, S. 31 LMproduction, S. 33 o. Rawpixel.com, S. 33 u. contrastwerkstatt, S. 35 fizkes, S. 37 RFBSIP, S. 39 Haibullaev, S. 40 nenetus, S. 48 Dean Drobot, S. 51 olhaafanasieva, S. 54 Sergii Figurnyi, S. 59 u. mariashumova, S. 61 r. oilslo, S. 63 stefania57, S. 68 baranq, S. 72 Brent Hofacker, S. 74 shersor, S. 77 timolina, S. 78 ajlatan, S. 80 lily_rocha, S. 82 u. MarekPhotoDesign.com, S. 83 valkyrielynn, S. 84 koss13, S. 85 cnfoodphoto, S. 86 some.oner, S. 88 Vika, S. 90 u. Nelly Kovalchuk, S. 92 victoria p., S. 93 photocrew, S. 95 fahrwasser, S. 97 DIA, S. 98 o. rostovtsevayu, S. 98 u. Chris Leachman, S. 99 karepa, S. 101 sriba3, S. 104 Ewa, S. 107 Ruckszio, S. 114 A. Zeitler, S. 122 bignai, S. 125 Minerva Studio, S. 138 fpic, S. 140 Yanik Chauvin. S. 142 anoli, S. 144 BillionPhotos.com

Shutterstock: S. 15 Paul J Martin, S. 19 goodluz, S. 21 cl2004lhy, S. 24 puhhha, S. 27 Antonio Guillem, S. 29 swa182, S. 42 wavebreakmedia, S. 44 Image Point Fr, S. 46 Alliance Images, S. 52 Natalia Prikhozha, S. 55 o. Oleksandra Naumenko, S. 55 m. Dream79, S. 55 u. Martin Gaal, S. 56 amphaiwan, S. 58 o. barmalini, S. 58 m. Milaspage, S. 58 u. topotishka, S. 61 l. Magdalena Kucova, S. 65 ESB Professional, S. 66 o. DUSAN ZIDAR, S. 66 m. Natasha Breen, S. 66 u. Olinda, S. 75 Vladislav Noseek, S. 79 Bochkarev Photography, S. 81 beats1, S. 82 o. sasaken, S. 87 dinosmichail, S. 89 JIANG HONGYAN, S. 90 o. gkrphoto, S. 94 Elena Trukhina, S. 102 aboikis, S. 104 XiXinXing, S. 107 Svet_Feo, S. 109 SedovaY

iStock: S. 59 o. Lisovskaya, S. 56 u. Dreamer Company, S. 106 kitzcorner

StockFood: S. 76 Bauer Syndication

123rf: S. 100 Adi Ciurea

Corinna Brix: S. 115–121, S. 126–132, S. 134–136

Uwe Urbann: S. 91

Carla Schwenk: S. 18, S. 20, S. 23

Sonstige: S. 47 Peter Deadman et al.: »Handbuch Akupunktur«. Verlag Systematische Medizin, Bad Kötzting 2012.

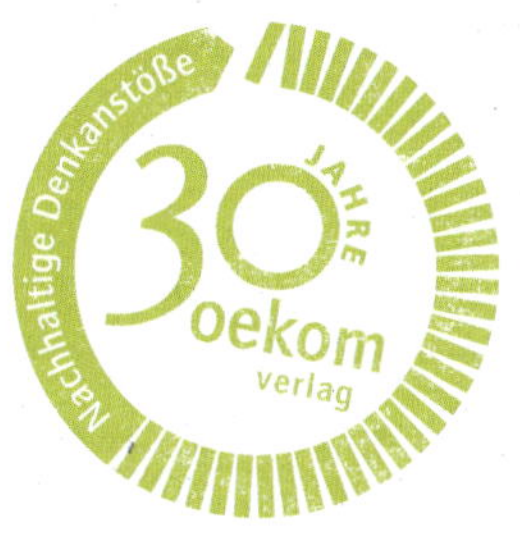

Nachhaltigkeit bei oekom

Die Publikationen des oekom verlags ermutigen zu nachhaltigerem Handeln: glaubwürdig & konsequent – und das schon seit 30 Jahren!

Bereits seit 2017 verzichten wir bei den meisten Büchern auf das Einschweißen in Plastikfolie. In unserem Jubiläumsjahr machen wir den nächsten Schritt und weiten den Plastikverzicht auch auf alle ab 2019 erscheinenden Hardcovertitel aus.

Auch sonst sind wir weiter Vorreiter: Für den Druck unserer Bücher und Zeitschriften verwenden wir vorwiegend Recyclingpapiere (mehrheitlich mit dem Blauen Engel zertifiziert) und drucken mineralölfrei. Unsere Druckereien und Dienstleister wählen wir im Hinblick auf ihr Umweltmanagement und möglichst kurze Transportwege aus. Dadurch liegen unsere CO_2-Emissionen um 25 Prozent unter denen vergleichbar großer Verlage. Unvermeidbare Emissionen kompensieren wir zudem durch Investitionen in ein Gold-Standard-Projekt zum Schutz des Klimas und zur Förderung der Artenvielfalt.

Als Ideengeber beteiligt sich oekom an zahlreichen Projekten, um in der Branche einen hohen ökologischen Standard zu verankern. Über unser Nachhaltigkeitsengagement berichten wir ausführlich im Deutschen Nachhaltigkeitskodex (www.deutscher-nachhaltigkeitskodex.de). Schritt für Schritt folgen wir so den Ideen unserer Publikationen – für eine nachhaltigere Zukunft.

Dr. Christoph Hirsch
Programmplanung und
Leiter Buch

Anke Oxenfarth
Leiterin Stabsstelle Nachhaltigkeit